# L'implantation du bonheur

Catherine Ouellette

Dépôt légal 2022 :
Bibliothèque et Archives Canada

Le visuel de couverture est reproduit avec l'autorisation de : iStock



ISBN : 979-8-3643-1546-5

Marque éditoriale : Publication indépendante

# DÉDICACE

À mes enfants bien-aimés
qui seront toujours une source de bonheur dans ma vie.

# TABLE DES MATIÈRES

# REMERCIEMENTS

Tout d'abord, je dois remercier mon mari, Nicolas Rousseau, qui m'a accordé son soutien sans faille et qui m'a accompagnée durant ce projet. Je dois également remercier ma mère, Céline Bergevin, qui m'a aidée à la correction et la relecture de mon ouvrage.

2022

# 1. LA TEMPÊTE

Des petits bruits de vidéos pour enfants non loin de ma chambre et le claquement de la suce directement dans mon oreille se font retentir aux petites heures du matin. J'ouvre les yeux et m'étire. Mon bras gauche me fait souffrir, il est resté trop longtemps dans la même position, mon gros bébé étant lové contre moi. Mes yeux sont si petits à cause des réveils quotidiens remplis de cris au milieu de la nuit. Je dois me lever et me dépêcher à faire chauffer un biberon pour mon bout d'chou. Ensuite, vite, le déjeuner pour mon aîné de cinq ans. Et là enfin, je peux aller à la toilette faire mon pipi du matin avec mon trois mois sur les genoux qui nécessite un gros changement de couche. Une fois le bébé changé et habillé, je peux enfin siroter mon café un instant en faisant des grimaces à Augustin pour le faire rire et l'occuper un peu. Bryan arrive comme une tempête et crie à pleins poumons :

— J'ai fini Maman, j'ai bien mangé !

— Oh oui, tu as raison mon cœur, tu en as partout. Va te brosser les dents et habille-toi, on sort bientôt dehors pour aller attendre l'autobus.

Je cale mon café, dépose Augustin dans son siège d'auto et court m'habiller à mon tour. À l'extérieur, il fait froid pour un 29 mars et j'attends avec impatience que ce satané autobus apparaisse au coin de la rue. Une fois enfin arrivé avec cinq minutes de retard, je dis au revoir à mon plus grand et rentre dans la maison me réchauffer. Je sors Augustin de sa coquille et vais le recoucher tranquillement dans sa bassinette en lui tapotant les fesses. Enfin, je m'assis sur ma causeuse, je ferme mes yeux juste un instant et m'assoupis. Mes rêves sont parsemés de souvenirs, des souvenirs de ma vie quand j'avais vingt-deux ans, toute seule à élever mon bébé Bryan dans une maison de campagne, abandonnée par mon amour de jeunesse. Ce fut des temps difficiles pour moi, j'étais loin de m'imaginer ce que l'avenir me réservait.

# 2016

## 1. LA TEMPÊTE

À vingt et un ans, mes études terminées et un emploi stable en poche, nous achetions notre première maison. C'était une joie immense qui me traversait tout le corps. Je rôdais dans chaque pièce et me disait :

— Ça c'est à nous, ça aussi.

Après le travail, je me dépêchais de revenir à la maison, juste pour profiter de ma maison et du sentiment qu'elle était à nous. Après sept ans en couple à vivre chez les parents de l'un et l'autre et quelques mois de vraie cohabitation, nous avions pris la décision qu'il était temps de fonder une famille. Le 31 décembre, la veille du jour de l'an, Gabriel m'annonça dans l'oreille, entre deux verres de mousseux, que son souhait pour la prochaine année était d'avoir un bébé. Mon visage afficha son plus beau sourire, j'étais heureuse de voir ce projet débuter, moi qui suis si maternelle, j'avais hâte de vivre cette expérience. Le mois de janvier s'était terminé avec un test de grossesse négatif et l'espoir d'avoir un bébé si rapidement envolé. Je me souviens d'avoir été déçue, j'étais certaine qu'après l'arrêt de ma contraception, j'allais tomber tout de suite enceinte, mais non. Un autre mois passa et cette fois-ci, nous nous étions concentrés à la tâche à l'aide de tests d'ovulation. Un matin frisquet, impatiente de faire mon test de

grossesse, je me réveillai la première et fit le test en douce. POSITIF !
C'était positif, je n'en revenais pas. Je me dépêchai de réveiller le pauvre
endormi qui ne savait pas ce qui l'attendait. Gabriel ne fut pas surpris
de me voir avec un test dans les mains. Il était content mais il n'était
pas certain de l'intensité de la ligne sur le test. Ça m'avait fait douter
également, alors j'allai acheter un autre test plus cher et cette fois-ci, la
ligne était plus visible. J'étais aux anges par cette merveilleuse nouvelle.
Ma grossesse se déroula parfaitement et je grossis à vue d'œil. J'étais
heureuse de vivre cette expérience, en revanche, je trouvais mon
copain pas vraiment impliqué, désintéressé de moi et trop occupé par
ses jeux vidéo. Je croyais que la grossesse allait le changer et le faire
évoluer, malheureusement, c'était loin d'être le cas. De mon côté,
depuis que nous avions emménagé ensemble, j'avais arrêté de jouer aux
jeux vidéo, dorénavant j'exerçais beaucoup de responsabilités et je
n'avais plus le temps ni l'envie. J'avais changé, j'étais devenue adulte,
perfectionniste et rigide, et lui, beaucoup trop paresseux, adolescent et
insouciant. Plus le temps passait, je voyais que notre couple battait de
l'aile, mais il y avait toujours des moments heureux et cela me
réconfortait. Nous avions vu notre bébé Bryan à l'échographie et nous
avions organisé une petite soirée pour annoncer son sexe à nos
proches. C'étaient des beaux moments qui nous rapprochaient, mais
qui furent suivis de nuits où il n'était pas là. Je me couchais tôt, la
grossesse me fatiguait et lui se couchait très tard à jouer jusqu'aux
petites heures de la nuit. Un jour, j'étais descendue au sous-sol pour lui
parler, il avait ses écouteurs sur les oreilles et était concentré sur son
téléphone. Je m'étais approché derrière lui, j'aperçus une conversation

avec une fille. Il était inscrit des mots d'amours et des cœurs, loin d'être seulement amicaux. Ils se disaient avoir hâte de se revoir. Je n'en croyais pas mes yeux, je ne comprenais plus rien ! Gabriel fit le saut et cacha son téléphone contre son sternum, mais il était trop tard, mon regard le fit taire. Il ne savait pas comment me l'annoncer. Je lui demandai des explications et il finit par me répondre que ce n'était rien, seulement une fille rencontrée juste une fois et qu'ils s'étaient embrassés. Il craignait de dire la vérité et j'avais peur aussi de l'entendre. Je m'étais mise à pleurer, je ne savais pas quoi faire d'autre. Puis, il partit à son travail. Toute la journée, j'étais bouleversée, j'attendais son retour avec impatience. Je voulais avoir plus d'explications et je me mis à fouiller. Lorsqu'il revint, je le confrontai avec les nouvelles informations découvertes en son absence. Il m'avait enfin avoué en aimer une autre et m'avoir trompée avec elle. Je me souviens avoir été désemparée, prise au piège et abandonnée, enceinte d'un petit être qui était supposé être l'accomplissement de notre union. Ça m'avait pris plusieurs semaines à réaliser que notre couple n'était plus qu'un souvenir. J'étais terriblement fâchée et triste à la fois. Je me sentais tellement seule dans cette maison mais aussi dans cette grossesse. J'avais des inquiétudes face à mon avenir, moi qui étais si confiante dans cette aventure, je ne l'étais plus du tout. Il avait fallu que je rassemble tout mon courage et que je fasse le ménage dans mon esprit. J'avais décidé qu'il était temps de devenir un adulte. J'allais tout faire pour que mon fils ne manque de rien. Je rachetai la moitié de la maison à Gabriel et je le retirai de ma vie le plus possible. J'avais vécu ma fin de grossesse dans un mélange d'émotions, à la fois heureuse, maussade, anxieuse et déterminée. Je me trouvais belle enceinte, mais en même temps je me sentais emprisonnée avec une partie de Gabriel à l'intérieur de moi. Puis, le jour de l'accouchement arriva, c'était une journée extraordinaire où je rencontrai Bryan, l'amour de ma vie. Un accouchement naturel et relativement rapide, mais un peu de peur en raison d'une hémorragie. J'étais accompagnée de Gabriel par choix. Il était vrai que j'avais de la haine envers lui, mais mon esprit était concentré à accoucher. Le lendemain, je retournai à la maison accompagnée de Gabriel. C'était étrange, on partageait un bonheur, mais on ne pouvait pas en profiter pleinement ensemble. Une heure et demie plus tard, il partit chez lui. Je me retrouvais seule, mon bébé au creux de mes bras dans une vieille maison de campagne. Je ne voulais pas le laisser paraître, mais j'étais terrorisée. Ce petit comptait dorénavant sur moi et seulement moi. Je n'avais pas dormi cette nuit-là, j'avais les yeux rivés sur Bryan qui faisait des petits bruits continuels et s'étouffait de temps à autre avec sa salive. Le soleil s'était levé et n'ayant pas dormi, je me sentais totalement épuisée et prise dans un flot d'émotions contradictoires. Ma mère était venue chez moi me donner un coup de main sans que je lui demande. On dirait qu'elle avait décelé mes besoins et c'était grandement apprécié. Je ne savais pas quoi faire d'un bébé ! J'étais réellement désemparée. Et puis, avec le temps, j'avais appris à devenir maman et à vivre bien, seule. Il faut dire que je n'avais jamais vécue seule. J'étais passée de chez mes parents, à vivre en couple quelques mois, pour finir par vivre seule dans ma propre maison avec en plus un petit être à m'occuper. J'entends soudainement un hurlement, le cri lointain d'un bébé.

2022

## 2. LE RENOUVEAU

J'ouvre mes yeux et je me retrouve dans ma maison de banlieue. Je suis toute trempée de sueur et j'entends des hurlements de plus en plus insistants. Je me lève du divan et je vais dans la chambre d'Augustin. Il est là, tout rouge, les yeux pleins de larmes et le regard rempli d'espoir ; je le console au creux de mes bras. Je lui souffle tendrement :

— Chut, mon bébé, c'est fini, maman va te donner du lait.

Je me sens reposée et je pense encore à mon rêve. Je le regarde avec fierté téter avidement son biberon, il me rappelle Bryan. Je lui tapote le dos pour qu'il fasse un rot. C'est alors qu'il vomit un peu dans la pointe de mes cheveux et sur le sol. J'essuie le tout et décide d'aller prendre une marche pour profiter de cette belle journée ensoleillée. Je m'habille ainsi que le petit et l'attache dans la poussette. Il me fait des sourires, lui aussi est réjoui de prendre l'air. Je quitte mon entrée de maison et tourne vers la gauche pour faire un tour de quartier. La voisine en diagonale de chez moi me fait un signe de la main pour que j'aille à sa rencontre. Je bifurque en sa direction et elle me demande en souriant :

— Oh ! Tu as eu ton bébé. L'accouchement s'est bien passé ?

— Oui, très bien, je n'ai pas déchiré malgré qu'il soit très gros.

— Ah oui ? Combien pesait-il ? C'est vrai qu'il est joufflu !

— Près de dix livres, lui dis-je avec satisfaction. Je vais continuer si je veux l'endormir. Bonne journée à vous !

— Oui ! Merci, bonne journée à vous aussi !

Je continue mon chemin, il faut dire que je n'avais pas trop le goût de lui parler. Je suis sortie pour avoir de la tranquillité et de l'apaisement. Je contemple alors la nature et les portes des maisons. Il y en a de toutes sortes et pour tous les goûts. Bientôt, nous allons devoir changer la nôtre, me suis-je dit à moi-même. Sur les terrains, il y a encore un peu de neige mais elle commence à fondre. C'est agréable, car la poussette roule mieux sur l'asphalte. Le soleil est au rendez-vous, cependant le vent amène un courant d'air froid. Malgré la fraicheur, j'aime beaucoup le vent et l'air frais du printemps qui rentre dans mes narines. Ça sent la vie qui veut reprendre son cours et l'espoir de beaux jours qui s'annoncent tranquillement. C'est alors que mes pensées divaguent vers un souvenir bien gardé dans un tiroir de mon cerveau, un printemps bien précis où l'espoir d'une nouvelle vie se dessinait devant moi, il y a cinq ans de cela.

2017

## 2. LE RENOUVEAU

Moi, Marjorie, j'en avais assez de l'hiver, du ton monotone de ma vie ainsi que d'avoir les mains toujours dans les couches. Je voulais tomber amoureuse mais j'étais un peu rouillée et souvent je ne pouvais sortir, car je devais trouver quelqu'un pour s'occuper de Bryan. De plus, j'avais perdu la confiance en moi que j'avais autrefois. Mon corps avait changé et me faire abandonner m'avait un peu détruite à l'intérieur. J'allai consulter une hypnologue, ça m'avait fait du bien. J'avais compris des choses sur mon passé et ça m'avait donné de l'assurance. Alors, je m'étais inscrite sur un site de rencontre dans l'espoir de trouver un homme qui soit bon avec moi et bien sûr avec mon enfant. En revanche, rencontrer une personne en ligne versus croiser son partenaire à l'école, ce n'est pas du tout la même chose, ne sachant jamais sur qui l'on tombera. Une personne peut sembler authentique, honnête et gentille alors qu'elle est toute autre.

J'accrochai sur un dénommé Joshua, un homme sympathique, assez grand et costaud. Il avait de l'entregent et je me sentais en sécurité avec lui. Il me faisait oublier ma solitude et occupait mon cœur, jusqu'au jour où je vis son vrai visage. Je m'étais rapidement attachée à lui.

Nous avions fait un voyage ensemble au Saguenay avec mon fils et sa fille. C'était un voyage merveilleux et romantique parsemé de beaux paysages, de fous rires, de couches pleines de cacas, de vomi dans la voiture, de sommeil chaotique et d'espoir d'un couple heureux. Il était paternel et cela m'avait charmée. Cependant, j'avais rapidement descendu de mon petit nuage. Après trois mois de fréquentation, il avait changé. Son travail étant sur la route, il venait passer quelques jours chez moi et repartait. Lorsqu'il était dans ma maison, ça ne fonctionnait pas. Il devenait facilement colérique pour des détails du quotidien. De plus, il me manquait de respect avec des insultes et me manipulait en essayant de contrôler mes pensées et agissements. Avec le temps, mon amour se transforma en crainte. Il commençait à me faire peur par ses gestes de colère qu'il posa sur moi. Il m'avait déjà serré les bras et même tapé sur le mur à côté de mon visage. Je partageai mes réserves à mon amie par écrit. Et le lendemain, il fouilla sur mon téléphone et vit cette conversation. Il était furieux contre moi et moi contre lui d'avoir brimé mon intimité. Après réflexion, je réalisai que cette relation était toxique. Je ne voulais pas qu'on me détruise de nouveau, donc je l'ai laissé. Il m'avait supplié de revenir sur ma décision en protestant :

— Je vais changer, je te le jure. Je t'aime !

Mais pour moi, il était trop tard, je ne voyais plus l'avenir comme lui. Je sais qu'une personne ne change jamais vraiment même si elle le voulait. En comprenant la fatalité de la situation, il était contrarié et voulait me forcer à coucher avec lui. Je criai et je me débattis comme un animal sauvage en détresse. Ça avait réveillé mon fils qui dormait non loin dans sa chambre et il s'était mis a pleuré de confusion. Joshua quitta aussitôt par embarras et je ne l'ai plus jamais revu. J'étais sur le choc, honnêtement je ne pensais pas rencontrer quelqu'un d'aussi bon en apparence, devenir aussi mauvais en seulement quelques mois. J'avais retrouvé ma belle solitude sans aucun remord. Je m'étais convaincue mentalement :

— La vie va m'envoyer un homme bon, un jour ou l'autre, qui sait. Je dois juste continuer à chercher.

2022

# 3. LE MENSONGE

Revenant de ma marche avec un sentiment de liberté et de bien-être, je pars sans tarder en voiture acheter des bottes d'eau pour Bryan qui grandit si vite. Après avoir fait deux magasins, je reviens enfin chez moi avec les bottes parfaites pour lui. Je sors Augustin du siège d'auto et rentre dans la maison les bras encombrés. Je me dépêche aussitôt de faire chauffer un biberon et je lui donne sans même avoir eu le temps de ranger mon achat. Une fois mon bébé repu et content, j'ouvre le réfrigérateur et me prends un grand verre de jus de pomme mélangé avec de l'eau. Je veux perdre le poids accumulé lors de ma grossesse, alors je modifie plusieurs petites habitudes. Être maman est une bonne chose, mais je veux aussi demeurer une femme attirante. Je regarde l'heure indiquée sur l'horloge au fond de la pièce, il est déjà le temps de dîner. Je chauffe un restant de chaudrée au four à micro-ondes et déguste le tout avec appétit. Ensuite, je m'attaque à plier la montagne de vêtements qui traîne dans le salon, pendant qu'Augustin joue avec son toutou. Plier du linge est en quelque sorte une thérapie, car ça m'amène à me questionner sur mon avenir et mes projets futurs. Je pense toujours aux meilleures options qui s'offrent à nous et je me remets souvent en question. Par la suite, j'effectue plusieurs tâches ménagères dans la maison, jusqu'à temps que mon aîné revienne de l'école. Bryan entre dans la maison et me crie :

— Maman, j'ai eu un rouge !

— Quoi ? Comment ça ? Tu as fait quoi pour avoir un rouge ?

— Je n'ai pas écouté les consignes en classe et j'ai poussé un ami, enchaîne-il avec conviction.

— Je ne comprends pas, habituellement, tu as des verts. Qu'est-il est arrivé exactement Bryan ?

Il me sourit, se met à rire et déclare :

— C'est une blague Maman, j'ai eu un vert.

Je le regarde, amusée, et lui frotte les cheveux chaotiquement. Puis, je commence à préparer le souper, soulagée, en démarrant une musique rythmée sur mon téléphone. Il ramasse ses choses et va jouer avec ses jouets au sous-sol. Peu de temps après, je donne un biberon à Augustin et le couche dans son lit pour sa sieste. Ensuite, je descends voir mon petit farceur. Je le cherche un peu et le trouve dans sa chambre, abrité dans sa petite tente. Il a un air coupable et la bouche sale. Je constate qu'il a mangé du chocolat alors qu'il sait que c'est interdit avant de souper. Je lui demande pour la forme :

— Est-ce que tu as mangé du chocolat ?

— Non.

— Est-ce que tu es sûr ?

Il me regarde cette fois-ci droit dans les yeux.

— Je suis sûr, j'ai juste mangé une clémentine.

Je ne suis pas innocente et je sais qu'il me ment.

— Ce n'est pas bien de mentir, lui avertis-je. Tu as la bouche pleine de chocolat !

Il s'excuse et murmure qu'il ne recommencera plus. Je le regarde, le prend par la main en ordonnant :

— Maman déteste se faire mentir, ne recommence pas Bryan.

Puis, je monte les escaliers en direction de la cuisine, mais mon attention est ailleurs. Je pense à mon passé où un homme m'a menti et pas juste un peu.

2017

## 3. LE MENSONGE

J'avais rencontré un homme dénommé Charles sur les réseaux sociaux. C'est un gars qui avait grandi sur une ferme et qui chantait de la musique country. Il était grand, en bonne forme physique et très extraverti. Il était aussi attentionné et romantique, ce qui me plaisait beaucoup. Il parlait fort et disait ce qu'il pensait. Ça me faisait toujours rire et sortir de ma zone de confort. Je voyais la vie différemment avec lui. En revanche, il était un peu trop sûr de lui et pouvait paraître fendant à la limite. Malgré cela, nous étions rapidement devenus un couple. Il m'avait même présentée à son fils qui avait le même âge que Bryan. Cependant, il avait une relation tendue avec son ex conjointe et cela m'avait refroidie un peu. Il disait que son ex inventait des choses sur lui et qu'elle essayait de brimer sa réputation. Nous nous racontions nos vies respectives et notre parcours. Sa vie avait l'air si extraordinaire ; il avait fait les auditions de l'émission « la Voix », il avait joué au théâtre de Broadway dans une pièce, il était agronome mais tanné d'œuvrer dans cet univers et il avait récemment changé pour une carrière comme conseiller financier. Nous avions fait plusieurs activités ensemble, sa compagnie m'était agréable : aller voir du hockey, se promener en tracteur chez ses parents, aller dans les bars où il chantait et effectuer des petits « road trips ». Notre relation progressait, j'avais rencontré tous ses amis, sa famille et il avait rencontré les miens. Un matin, il annonça qu'il ne voulait plus rien savoir de son ex-copine. Alors, il se convainquit de lui confier la garde exclusive de son fils. Il déclara :

— Il viendra me voir quand il aura dix-huit ans.

Je trouvais que ça n'avait pas de sens. Il se punissait lui-même en se privant de son fils juste pour le motif qu'il n'était plus capable d'endurer la mère de son enfant. Je trouvais ça vraiment déroutant et je m'étais questionnée sur mon avenir avec lui, moi qui voulais d'autres enfants. Ensuite, il arriva plusieurs événements étranges qu'il expliqua avec brio. Il trouvait toujours le bon mot pour me rassurer. Un jour, mon amie m'avait envoyé une photo où on voyait Charles sur une application de rencontre. Je lui montrai et il me jura droit dans les yeux qu'il n'avait pas installé cette application. Et effectivement sur la photo, c'était inscrit la distance à laquelle la personne se situait, soit à cinq kilomètres. Il renchérit :

— Ça doit être mon ex qui m'a fait un faux compte et essaie de détruire ma réputation.

Sotte, je l'avais cru. Un autre jour, il m'annonça qu'il quittait le groupe de musique dans lequel il chantait. Je le questionnai pour connaître la raison de son départ et il répondit que ça ne lui tentait plus. Son horaire étant moins chargé, nous nous côtoyions de plus en plus et je remarquai son embarras. Un soir de semaine, il m'annonça qu'il partait prendre un café avec une amie de longue date. Ça ne me dérangeait pas vraiment, je savais qu'il était un homme très indépendant. Je voulais lui laisser de la latitude. De retour chez moi, je lui dis tout bonnement :

— J'ai ajouté ton amie sur Facebook, elle me semble vraiment gentille.

Il m'avait lancé un de ses regards, il était vraiment fâché et je ne comprenais pas pourquoi. Le lendemain, j'allai au travail comme à l'habitude. Je jasais des récents développements avec ma collègue de travail. Elle conclut que c'était exagéré comme réaction et moi aussi. En après-midi, Sabrina avait accepté ma demande d'amitié. Je ne savais comment agir ou quoi penser. Puis, peu de temps après, elle me téléphona par messager. Surprise, je raccrochai en pensant que c'était un accident de sa part. Elle se mit alors à m'écrire qu'elle devait absolument me parler de vive voix, que c'était important. J'étais vraiment étonnée et curieuse de savoir ce qu'elle me voulait. Je l'appelai alors à mon tour. Elle répondit d'un ton calme :

— Salut Marjorie, écoute on ne se connaît pas, mais j'ai vu ton profil et tu as l'air d'une bonne fille. D'une femme à une femme, je me dois de t'informer que ton chum te joue dans le dos.

J'avais une boule dans la gorge, incapable de parler. Elle continua :

— Hier, je croyais rejoindre un homme célibataire. Je l'ai rencontré sur une application de rencontre. Il me disait qu'il était séparé depuis un an, qu'il voulait une relation sérieuse basée sur le respect et qu'il cherchait la bonne personne pour lui. Il avait l'air sincère et j'ai passé une belle soirée avec lui. Ce matin, quand j'ai vu ton profil et vos photos ensemble, j'ai rapidement compris qu'il te trompait. Écoute, c'est la première fois que je rencontre un salopard comme ça. Il m'a totalement trompée moi aussi. J'étais certaine qu'il était célibataire, je lui ai parlé plusieurs fois en ligne avant de le rencontrer hier et il me semblait être un homme merveilleux.

Je ne savais pas si je devais pleurer, crier ou me pincer.

— Est-ce que tu as des preuves de tes conversations avec lui que tu pourrais m'envoyer, lui répondis-je tout simplement.

Elle me confirma que oui. Puis, je la remerciai et lui promis des nouvelles un peu plus tard. J'étais fâchée contre moi d'avoir été aussi naïve et de n'avoir pas vu les signes. Je bouillais de l'intérieur et je partis plus tôt de mon travail, trop émotive pour continuer quoi que ce soit. J'allai chercher Bryan à la garderie comme si de rien n'était. J'avais joué avec lui et concocté le souper en me préparant mentalement à la confrontation. Charles revint de son travail et mangea avec nous tel que convenu. J'essayais de paraître naturelle, mais il voyait bien quelque chose clocher. Puis, j'avalai ma bouchée et lançai :

— Comment s'est passée ta rencontre avec ton amie hier ?

— Ah ! Très bien, il y a longtemps que je l'avais vue, on avait beaucoup de choses à se dire.

J'enchaînai d'un ton ironique:

— Oui, elle m'a raconté ça tantôt au téléphone, vous avez eu beaucoup de plaisir !

— Hein ? dit-il en balbutiant. Elle t'a dit quoi ? Pourquoi elle t'a téléphoné ?

Je le regardais avec intensité, puis, déballai mon sac sans pitié. Il nia aussitôt tout ce que je lui racontai et m'expliqua sa version des faits. Dans son histoire, Sabrina et lui s'étaient chicanés et elle voulait lui tendre un piège. Durant ses explications, je regardais attentivement son visage et sa gestuelle. Il savait parfaitement mentir, son visage ne le trahissait pas ni son ton de voix. Il était relativement calme et finit par me dire pour me convaincre :

— Ne t'inquiète pas mon cœur, je t'aime et je ne ferais jamais une chose pareille.

Mon corps a bondi d'indignation et la haine m'a envahie.

— Quoi ! lui criai-je. Tu essaies encore de me mentir, tu es vraiment dégueulasse.

J'agrippai mon téléphone dans mes mains tremblotantes et commençai à lire à voix haute ses écrits envoyés à Sabrina :

— Mon grand-père m'a toujours dit : Si tu dois tomber en amour avec une fille, tombe en amour avec ses yeux, car le corps change avec le temps mais pas les yeux. C'est pourquoi je veux apprendre à te connaître, car tes yeux m'ont charmé.

Je lui montrai ensuite toutes leurs conversations que j'avais en ma possession. Il ne répondit pas tout de suite, se leva et ramassa ses affaires. Il se retourna vers moi avant de quitter ma maison et articula simplement :

— Je suis désolé.

Il ferma la porte derrière lui.

Je me suis mise à pleurer en premier de tristesse, mais ensuite de soulagement. Mon fils n'avait pas eu le temps de le connaître, de s'attacher ni d'avoir des souvenirs de lui. Je connaissais maintenant son vrai visage, celui d'un menteur et d'un égocentrique. J'avais aimé de lui ce qu'il n'était pas. Plus tard, voulant mettre de la lumière sur cette relation et en avoir une idée plus claire, je lui reparlai. Je voulais qu'il me raconte toute la vérité et je discutai également avec son ex pour valider ses dires. De ce que j'avais compris, il s'était intentionnellement inventé une vie pour paraître intéressant et important. Il n'avait jamais quitté son groupe de musique, il avait été mis dehors à la suite d'une plainte évoquée par une demoiselle à son égard. Il n'avait jamais chanté à Broadway ni même étudié en agronomie. J'en avais conclu de sa personne qu'il était un menteur compulsif et malheureusement, j'avais de la peine pour ses parents qui étaient si gentils avec moi. J'étais de retour à la case départ, mais pas complètement, je savais maintenant ce que je ne voulais pas.

# 4. L'AMITIÉ

Il est enfin l'heure du souper et mon mari arrive de travailler. Je le serre dans mes bras, il me donne un baiser tendre dans le cou et il va se changer. Je me sens chanceuse de l'avoir avec moi et de posséder cette magnifique famille soudée. Une fois la table mise et le repas servi, nous nous racontons chacun notre journée respective. Mon fils explique son activité de bricolage effectué à l'école et aussi sa fierté d'avoir été l'ami du jour. Mon mari dit à son tour :

— J'ai eu une journée très tranquille, j'ai juste réparé des petits bris par-ci par-là.

— Quand même, au moins, tu ne t'es pas tourné les pouces.

Ensuite, à mon tour, je leur relate ma journée avec Augustin. Une fois le souper et la vaisselle terminés, nous passons une belle soirée tous ensemble et nous nous couchons heureux. Le lendemain matin, la routine de la veille recommence. Il est rendu l'heure du boire du bébé quand je reçois un message texte. Mon amie Laurie m'écrit :

— Salut, Marjorie, j'organise une fête samedi prochain pour mon fils Thomas, est-ce que tu vas venir ?

— Oui, avec joie, en plus, mon chum est en congé, on va tous être là.

Ça reste comme cela et samedi arriva bien vite. Nous partons en voiture en direction de mon village d'autrefois. Un moment donné, nous passons devant ma maison de campagne où j'ai vécu un tas d'émotions, puis, quelques rues plus loin, nous arrivons chez mon amie Laurie. Bryan est tout excité de voir lui aussi ses amies et sort en vitesse. Je cogne à la porte, la fille de mon amie nous accueille avec un large sourire. Elle est contente de voir Bryan. Laurie est dans la cuisine avec tous les autres invités et nous fait signe de la main. Je lui tends le cadeau que j'avais apporté et elle me dit :

— Oh ! Super, merci beaucoup ! Thomas est gâté. Voulez-vous une bière ?

Mon mari et moi acceptons avec plaisir et nous mettons à jaser avec les autres convives. Laurie quitte la cuisine et vient me rejoindre dans le salon. Nous discutons ensemble de nos enfants et des niaiseries qu'ils font, de son nouveau travail et de nos accouchements respectifs. Elle sait que j'adore parler de bébé, de grossesse et tout ce qui se rapporte à cet univers. Puis, elle me demande :

— Est-ce que vous en voulez un autre bientôt ?

— J'ai justement arrêté d'allaiter pour recommencer nos démarches en fertilité.

— Oh ! Wow génial, je suis contente pour vous, j'espère que ça va fonctionner plus rapidement cette fois-ci, ajoute-t-elle d'un ton emphatique.

— On espère aussi ! lui émis-je avec enthousiasme. Et en passant tantôt, nous sommes allés voir mon ancienne maison.

— Je passe souvent par-là en sortant de la piste cyclable. Ça me rappelle les beaux souvenirs de mes premiers moments avec mon chum, mais aussi de nos balades avec nos bébés.

— Oui, c'est vrai. C'était une très bonne décision de t'avoir accueillie chez moi. Ça n'a pas duré longtemps mais assez pour construire une belle amitié.

Elle me répond d'un petit sourire complice et nous continuons de parler de tout et de rien.

2018

# 4. L'AMITIÉ

Depuis que Charles avait cessé d'être dans ma vie, la volonté de rencontrer un homme s'estompa considérablement. Il m'avait trahie, menti et mon espoir en l'être humain bon et disponible s'envola. Je me sentais seule mais pas désespérée au point de fréquenter un crétin. Étant seule à payer pour la maison, le chauffage, le déneigement, l'internet, les taxes, le téléphone, la voiture, l'épicerie et les articles pour Bryan et ce, avec un maigre salaire, mon compte en banque souffrait d'anorexie. En plus, mon ex ne contribuait que très peu aux dépenses pour Bryan jusqu'au moment où je pris la décision d'obtenir un vrai jugement émis par la cour. Heureusement, j'allaitais Bryan et mes parents me soutenaient avec l'achat de couches. En réfléchissant bien, un matin, j'inscris une annonce sur les réseaux sociaux : « Chambre à louer pour femme ». La première personne ayant répondu à l'annonce s'appelait Laurie Leblond. Elle m'expliqua sa situation de mère nouvellement monoparentale et n'ayant aucun meuble, elle avait été séduite par mon annonce qui comprenait tout. Tout d'abord, nous nous étions rencontrées pour voir si nos personnalités respectives coïncidaient pour la cohabitation. Laurie me confia qu'elle était soulagée de rejoindre une jeune maman célibataire comprenant sa situation. Rapidement, nous sommes devenues de bonnes amies. J'avais maintenant une présence à mes côtés et ça me sauvait un peu de sous. Ensemble, nous prenions des marches avec les poussettes ou nous courions sur la piste cyclable. De plus, nous écoutions des films, nous mangions ensemble, nous parlions de nos journées et parfois, nous nous rendions des services. Nous avons passé l'été ensemble à nous prélasser au soleil et à nous baigner dans la piscine. Elle et moi avions oublié nos séparations respectives et ça nous apporta un bien-être absolu. Un jour, Laurie me raconta qu'elle avait entendu deux mégères bavarder à propos de nous. Les vieilles dames du quartier croyaient que j'avais changé de camp et que Laurie était ma nouvelle blonde. Ça m'avait fait rire à m'en tordre par terre. Le temps avait passé et le besoin de rencontrer se fit ressentir à nouveau. Nous nous racontions nos rancards et nous jasions de garçons comme deux jeunes filles. Nous sortions quelque fois ensemble et j'ai vécu avec elle, les niaiseries qu'on fait plus tôt dans la jeunesse. Avec Gabriel, je n'avais pas eu la chance de sortir beaucoup et mon adolescence avait été tranquille. Un jour, Laurie me raconta ses histoires avec un homme beaucoup plus âgé qu'elle. Elle l'aimait et lui aussi. Il avait déjà quatre enfants et marié à une femme qui l'avait cocu, alors son couple battait de l'aile. Je les trouvais courageux d'affronter les obstacles et les préjugés autour d'eux. Elle avait trouvé son homme. J'étais ravie pour elle, mais un peu peinée de la perdre. Laurie leva l'ancre de chez moi pour demeurer avec lui et je me retrouvai à nouveau seule. De mon côté, je n'avais pas rencontré la perle rare, uniquement des rencontres infortunes. Laurie déménagea très près de chez moi, assez pour continuer nos marches ensemble. Je ne l'avais pas perdue, nous étions restées de bonnes amies. Après quoi, ma chambre libre resta inoccupée par choix, je me sentais prête à accueillir l'amour et me remettre en quête de l'homme idéal.

2022

# 5. LA CHANCE

Quelques jours ont passé depuis l'anniversaire de Thomas. Cette semaine, je me consacre à mon cours universitaire à distance, c'est du sport avec un bébé mais j'en prends un à la fois. Je me sens entourée et non seule, même si Marc est au travail. Je fais mes petites affaires, je m'occupe du bébé et j'étudie. Le temps file beaucoup plus vite que lorsque j'étais en congé de maternité en 2017. Bref, je suis comblée et heureuse. Cependant, je m'inquiète un peu pour la fin de mon congé, car je n'ai pas trouvé de garderie pour Augustin et nous sommes en pénurie dans ma ville. Mais si j'arrive à tomber enceinte cet été, mes soucis seront réglés.

Il est l'heure du midi quand je reçois un appel. Je regarde sur mon téléphone et c'est mon mari. Je décroche et il m'annonce :

— Salut, mon amour, je suis à l'hôpital, ne t'inquiète pas. Je vais bien mais il m'est arrivé un accident au travail. J'ai failli mourir.

Mon cœur se met à battre à un rythme démesuré et je lui réponds tout étonnée, ne sachant pas si j'avais bien compris :

— En ? Quoi ? Qu'est-ce qu'il t'est arrivé, tu es sûr que ça va bien ? Veux-tu que j'aille te rejoindre ? Tu es où ?

— Non, ne viens pas, c'est trop loin et je suis correct, ajoute-il d'un ton calme. Pour faire une histoire courte, j'ai été écrasé par un camion à mon travail. Il a reculé sur moi, pendant que je rentrais des nouvelles fourches reçues par la porte d'expédition. J'étais sûr que j'allais mourir quand il m'a écrasé le bassin contre le quai, mais les coussins autour de la porte m'ont sauvé. Le camion a rebondi sur les coussins et le temps d'un instant, j'ai pu me dégager. Je me suis extirpé en me poussant avec mes bras et j'ai sauté dans le camion avant qu'il ne recule complètement. J'ai eu très peur et je suis heureux de pouvoir marcher. J'ai juste un peu mal au bassin mais sinon je crois que tout est en ordre. Je suis abasourdie.

— Oh mon Dieu mon amour ! J'ai vraiment failli te perdre, je n'en reviens pas. Je t'aime, j'ai hâte que tu reviennes à la maison et j'espère que tu n'as rien à ton bassin. Tu as vraiment eu de la chance.

— Tu dis ! Je crois qu'il y a un ange qui veille sur moi. À plus tard, mon amour, je te tiens au courant. Je t'aime.

Je lui dis au revoir et raccroche mon téléphone. Je suis dans ma tête, je n'en reviens toujours pas. Je pense un instant à la scène où son patron m'aurais annoncé sa mort. Des larmes coulent le long de mes joues et j'exprime à voix haute :

— Merci mon Dieu.

# 5. LA CHANCE

Laurie m'avait présenté un homme qui s'appelait Rémi. Il était vendeur d'automobile, plus âgé de dix ans, bien établi et sans enfant. Il semblait un bon candidat pour moi. Je l'ai fréquenté quelques temps, mais il me faisait souvent la morale. De plus, il avait des manies de vieux garçon et me disait constamment :

— Je t'aime bien mais pas plus que ça pour le moment.

Je le trouvais impassible et je réalisai rapidement qu'il ne m'était pas destiné. Un soir, après une dispute futile, je le quittai, j'en avais assez.

Le lendemain, j'avais réinstallé l'application de rencontre et je tombai sur Marc-André. Je discutai une partie de la journée avec lui. Nous nous étions déjà parlé dans le passé sur cette même application, mais nous ne nous étions jamais rencontrés. La première fois, j'étais enceinte de Bryan, en 2016, puis une deuxième fois, autour de 2017. Il avait eu le temps d'avoir deux blondes et moi, deux copains. À chaque fois que nous tombions célibataires, nous nous reparlions mais nous en restions là. Il faut dire que c'est impersonnel comme application et on finit par se lasser des nombreuses conversations qui ne mènent à rien. Contrairement aux autres discussions, il s'était passé quelque chose cette soirée-là, je réalisai qu'il était vraiment intéressé par moi et je ne lui avais jamais donné la chance de me connaître. Alors, je lui proposai de faire connaissance en personne. Il était content et moi aussi. J'étais censée aller au bar avec mes amies, mais à la place, je décidai d'aller à sa rencontre. J'avais choisi la meilleure des options. Quand je le vis pour la première fois, je le trouvai beau et attirant. Il était grand, mince, avec les cheveux et les yeux bruns, comme j'aime. Il était habillé proprement et me semblait être un gentleman. Il me souriait, se montrait attentif et attentionné envers moi. Il me posait plein de questions et nous avions une charmante conversation. J'avais l'impression de parler avec un ami de longue date, nous avions beaucoup de choses à nous dire. J'étais tout de même un peu gênée, car il m'intéressait énormément et je ne voulais pas gâcher ma chance avec lui. Plus on discutait, plus je le trouvais irréprochable. Cependant, je me méfiais un peu de ce qu'il disait. Il racontait :

— En couple, je suis attentionné et j'aide beaucoup ma blonde dans les tâches ménagères, car je salis la maison autant qu'elle. Ce n'est pas normal que la répartition des tâches soit inégale.

Ensuite, il expliqua qu'il était de nature romantique et qu'il adorait passer du temps avec sa douce. Bref, tout pour me questionner si c'était trop beau pour être vrai. Nous buvions du vin, nous jasions et nous nous embrassions. Puis, maladroite comme je suis, j'accrochai ma coupe de vin qui se cassa en tombant par terre. Mal à l'aise, je m'excusai. Il m'affirma que ce n'était pas grave du tout et avons ramassé les débris ensemble. Enfin, je retournai chez moi. Sur la route du retour, j'étais enchantée par ma soirée, mais je restais sur mes gardes. Il m'avait dit avant de partir qu'il aimerait vraiment me revoir, mais on ne sait jamais, peut-être que c'étaient juste des paroles en l'air.

Le lendemain et le surlendemain, nous correspondions en nous racontant nos journées. Quelques jours plus tard, je l'invitai, cette fois-ci chez moi. Nous avions passé une belle soirée ensemble à rire et à parler. Je lui avais offert un petit cadeau. C'était bientôt sa fête et étant en début de relation, je ne voulais pas lui acheter un présent démesuré, mais je l'appréciais beaucoup. Il était intrigué par le paquet cadeau et découvrit une boite contenant 4 coupes à vin. Je voulais me faire pardonner pour avoir cassé sa coupe chez lui. Il n'en revenait pas, me sourit et me dit :

— C'est très gentil de ta part, ce n'était pas nécessaire de la remplacer, c'était une vieille coupe bon marché.

Il me fit un gros câlin, puis m'embrassa amoureusement.

— Tu es la fille que j'attendais, me chuchota-il à l'oreille.

Je le regardai timidement mais avec des yeux remplis de tendresse.

J'étais incontestablement sur un petit nuage, notre relation commençait bien et je me projetais déjà dans l'avenir avec lui.


Le lendemain matin, je m'étais levée pour rejoindre Bryan dans sa chambre avec le sourire pendu aux lèvres. Lui aussi était de bonne humeur et me souriait. À l'extérieur, il faisait beau et pas trop frisquet pour un jour d'octobre. Nous avons décidé d'aller tous ensemble cueillir des pommes et de profiter de cette occasion pour nous connaître davantage. Marc-André et moi avions grimpé dans une échelle sous le regard attentif d'un petit bonhomme qui attendait sa pomme. Une fois notre sac bien rempli, nous nous étions promenés dans le champ. Bryan courait dans tous les sens et tournoyait autour des arbres. Mais étant peu solide sur ses jambes, il tomba en pleine face dans l'herbe haute et se mit à pleurer. Marc le pris dans ses bras et le consola, puis le mis sur ses épaules et fit semblant d'être un cheval. À ce moment précis, il m'avait conquise. Depuis ce jour, nous avons passé toutes nos journées ensemble.

Un bon matin, il me regarda droit dans les yeux, passa sa main dans mes cheveux et murmura :

— Je t'aime Marjorie, je veux être avec toi pour toujours.

J'étais aux anges, car je ressentais la même chose pour lui.

— Moi aussi je t'aime, tu ne sais pas à quel point.

C'était tellement romantique et sincère. Nous avions alors décidé de nous présenter à nos parents. J'en étais fière, il était si gentil, poli, attirant et paternel, même s'il n'avait pas enfant. Je n'avais pas d'inquiétude et lui aussi était confiant. Ses parents m'ont bien accueillie et avec étonnement de ma part, ils me connaissaient déjà beaucoup. Marc m'expliqua qu'il avait parlé de moi dès notre première rencontre. Son père me passa tout de même un interrogatoire, non pas pour être méchant, mais pour apprendre à me connaître davantage. Il ne voulait pas que son fils souffre encore d'une séparation ou d'une mauvaise fréquentation. C'est à ce moment où j'ai su que Marc-André m'avait dit vrai depuis le début. Marc était véritablement un homme proche de ses émotions, romantique et attentionné comme l'est son père pour sa mère. Je sortis de cette rencontre épuisée par toutes ces questions, mais plus amoureuse que jamais. Marc possédait une maison à lui seul et moi aussi. Il s'était mis tranquillement à laisser sa brosse à dents et des vêtements chez moi, pour finir par avoir plusieurs articles dans ma maison et à être toujours avec moi. Il avait en quelque sorte abandonné sa maison. Il passait seulement de temps en temps pour voir s'il n'y avait pas de bris. Nous étions très enchantés de s'être trouvés, mais nous nous sentions un peu bêtes d'avoir mis autant de temps à nous rencontrer.

2022

# 6. L'ÉPREUVE

Il est l'heure de dormir, je me brosse les dents et rentre dans mon lit fraîchement lavée de la veille. Je donne un baiser à Augustin qui dort déjà à poings fermés dans son moïse installé juste à côté de mon lit. Marc dépose son téléphone sur sa charge et me prend dans ses bras. Nous nous enlaçons tendrement et nous endormons collés l'un contre l'autre par crainte de se perdre et ce, même dans le lit. Je m'endors rapidement contrairement à l'habitude. Mes pensées vont et viennent, de l'accident de mon chum, aux épreuves que nous avons traversées ensemble. Je me réveille au beau milieu de la nuit, car Augustin pleure pour avoir son biberon. Je vais dans la cuisine pour faire chauffer le lait et retourne dans le lit. Je fais boire mon petit coco et je pense à un Noël bien précis.

C'était la fin de 2019, un beau Noël comme à l'habitude en famille avec mes frères, leurs conjointes, mes parents, ma grand-mère Irène et la petite famille de mon oncle. Nous faisions toujours un échange de cadeaux entre nous et nous dégustions un bon repas très copieux. Cette soirée-là, Irène semblait fatiguée, agacée et elle n'aimait pas les cadeaux qu'on lui avait offerts. Habituellement, elle était béate et nous remerciait. Elle m'avait même proposée de garder le cadeau que je lui avais offert. J'étais un peu contrariée, mais c'est vrai que ce n'était pas la meilleure des idées. C'était difficile de trouver un présent, car elle avait déjà tout ! De plus, Bryan étant agité par tous les invités et les cadeaux, j'avais dû le discipliner. Il courait partout et dérangeait les autres. Je l'avais mis en punition mais on contesta mon autorité. Je trouvais cette soirée haute en émotion. De retour à la maison, Marc me consola et je n'y repensai plus.

Le 8 janvier 2020, ma mère m'annonça qu'Irène était hospitalisée pour une pneumonie, mais après une semaine, elle prenait du mieux et j'avais bon espoir qu'elle s'en sorte. Cependant, après quelques jours, ma mère me rappela :

— Elle ne va pas mieux, la C difficile est réapparue à cause des antibiotiques qu'elle a pris et en plus, elle a de l'eau dans ses poumons. Je n'étais pas trop inquiète par la nouvelle, car elle l'avait déjà eue auparavant. Cependant, j'étais désolée pour ma grand-mère en espérant qu'elle aille mieux rapidement.

Début février arriva, je venais d'avoir mon transfert d'embryon et j'avais juste ça en tête. Ma mère m'appela encore, mais cette fois-ci, elle n'avait pas le même ton de voix :

— Ce matin, je suis allée voir Irène à l'hôpital et j'ai parlé avec son médecin traitant. Elle ne va pas bien, tout son corps est entrain de lâcher. Il ne lui reste pas beaucoup de temps à vivre, ce serait le temps de venir la voir.

J'étais abattue par cette nouvelle, je ne comprenais pas, elle qui avait toujours tout traverser. Elle souffrait de crises de ménière depuis longtemps et presque sourde, elle portait des appareils auditifs. Elle avait passé à travers un cancer de l'utérus, puis, son cœur ayant été attaqué par un virus, elle portait un stimulateur cardiaque. De plus, elle avait une hanche en métal et faisait de l'arthrose. Finalement, elle s'était fait opérée pour des adhérences dans le ventre, pour les tunnels carpiens et pour remplacer son stimulateur cardiaque. Elle était faite forte, je ne croyais pas aux pronostics.

Dimanche le 2 février 2020, je me rendis à l'hôpital seule avec le dessin de Bryan dans les mains. Quand j'arrivai dans la chambre, je me vêtis des habits de protection, parce qu'elle était contagieuse. Ma mère était à son chevet et me sourit tristement. Je ravalai ma salive et mes mains étaient moites. Je m'étais assise près de ma mère. Elle me parla tout bas, car Irène somnolait. Elle me raconta que mamie ne mangeait presque plus et qu'elle refusait ses médicaments. Je regardais ma grand-mère, elle faisait des sons et semblait avoir mal. Elle était semi-réveillée et je fis une tentative pour lui montrer le dessin que Bryan avait fait pour elle. Elle marmonna :

— Oui. Merci.

Un préposé vint nous voir et nous demanda la permission de laver Irène. Nous avions accepté et avions expliqué à ma grand-mère le bien-être que ça lui procurerait. Elle ne semblait pas avoir toute sa tête et c'était pénible de la voir comme ça. Une fois propre, elle ne faisait plus de sons de douleur et se rendormit. Ma mère me relata les personnes qui étaient venues lui rendre visite dernièrement. Puis, je me levai pour m'assoir près de ma mamie et lui prit la main. Ne sachant pas si elle était réveillée ou pas, je me risquai quand même à lui parler. Je lui dis :

— Marc et moi on va peut-être avoir un bébé très bientôt.

— Marjorie, je te souhaite beaucoup de chance, marmonna-elle.

Je la regardai avec le cœur gros. Elle finit par me dire avec difficulté :

— Aie une belle vie.

Des larmes me coulaient des yeux sans que je puisse les retenir, je regardai ma mère, elle aussi avait de la difficulté à retenir ses émotions.

— Merci Mamie, articulai-je.

Quelques minutes plus tard, Irène semblait s'être rendormie et moi je ne me sentais pas bien, j'avais chaud et mal à la tête. Ma mère voulait dîner avec moi, mais je n'en pouvais plus. Je retirai mes vêtements de protection. À la sortie de la chambre, je me retournai pour regarder ma grand-mère. Je ne sais pas pourquoi, mais elle a senti que je m'en allais. Pourtant, elle dormait ! Elle prononça tout de même à voix haute :

— Adieu.

Je n'étais définitivement plus capable de vivre ces émotions-là. Je quittai en pleurant et ce, tout au long du trajet jusqu'à mon auto. Puis, revenue chez moi, dans ma douche, je pleurai encore. J'étais complètement lessivée et je dormis tout l'après-midi.

Le lendemain, ma mère me donna des nouvelles par écrit :

— Tu as bien fait d'être allée voir Mamie hier, car présentement, elle n'est plus là mentalement, ils lui ont donné de la morphine. Tu es la dernière personne à qui elle a parlé.

Je reposai mon téléphone et continuai mon travail en y pensant le moins possible. Ça me faisait trop mal. Et puis, le mardi, ma mère m'appela sur l'heure du dîner, elle m'annonça :

— Mamie est partie, elle ne souffre plus.

Ses mots ne m'avaient pas surprise, car je savais que c'était inévitable, je l'avais réalisée en la voyant.

— D'accord, merci de me l'avoir dit.

Peu de temps après, ce furent les funérailles, un événement éprouvant à vivre. C'était la première fois que j'étais confrontée à la mort, ma mamie était très impliquée dans nos vies et ce, depuis ma tendre enfance. C'était comme une deuxième mère pour moi. Ce fût une grande épreuve, mais je savais qu'elle allait m'aider de là-haut à accomplir tous mes projets de vie.

2018

# 6. L'ÉPREUVE

Marc et moi étions vraiment sur la même longueur d'onde. Nous nous complétions parfaitement. J'avais peine à réaliser comme c'était si facile et naturel avec lui. Nous avions nos défauts respectifs, comme tout être humain, que nous acceptions l'un et l'autre. Je ne voyais pas ce qui briserait ce beau lien que nous avions tissé. Bref, nous étions fous amoureux ! Je ne prenais pas de contraception et la conversation sur les enfants est venue assez rapidement. Il attendait la bonne personne pour en avoir et disait l'avoir trouvée. Alors, nous nous étions mis à l'œuvre, car pour tous les deux, c'était notre souhait le plus cher.

Un jour, j'étais assise dans la voiture avec lui quand il me révéla en se tournant vers moi :

— Marjorie, je t'aime beaucoup. Aimerais-tu être ma femme ?

Je pensais qu'il le disait sans véritablement le demander, mais il était très sérieux. Il ajouta :

— Je veux t'épouser, est-ce que tu le veux aussi ?

J'étais encore un peu sceptique.

— Oui, oui, je le veux, mais tu es sérieux ? Ce ne sont pas des paroles en l'air ?

Il m'embrassa la main et fit un signe de tête pour approuver ma question. Le soir, je pensai à ce qu'il m'avait dit dans la voiture et le questionnai de nouveau :

— Je ne veux pas me fiancer juste comme ça pour le plaisir, tu comprends ? Si tu me demandes vraiment en mariage, prouve-le-moi en demandant la main à mon père. Je veux que ce soit vrai, devant d'autres personnes.

Il me regarda droit dans les yeux.

— Ce ne sont pas des paroles en l'air, je le pense vraiment. Tu es la femme de ma vie et je veux t'épouser. Si c'est ce que ça prend pour que tu dises oui, je vais le faire devant tes parents, même si je vais être stressé à mort.

N'en revenant toujours pas, je m'endormis avec un gros sourire planté au visage.


Et puis, le 25 décembre 2018, il fit finalement sa grande demande comme il me l'avait promis. Ma grand-mère Irène était là, ainsi que toute la famille à la table. Marc fit un toast en mon honneur puis, demanda ma main à mon père, qui lui approuva. Marc mit ensuite un genou par terre et me glissa la bague au doigt. C'était tellement romantique que j'en pleurai de joie.


Enfin, quelques mois passèrent et nous tentions toujours de concevoir un bébé. Je faisais des tests d'ovulations, utilisait du lubrifiant aidant les spermatozoïdes et je levais mes jambes en l'air pendant quinze minutes. Rien ne fonctionnait, j'étais un peu découragée, car pour

Bryan, le deuxième mois d'essai avait été concluant. Marc commençait lui aussi à trouver ça long et me confia tout bonnement :

— J'ai toujours eu un doute sur ma fertilité.

Je ne comprenais pas pourquoi il me disait ça maintenant.

Il m'expliqua alors :

— J'ai déjà voulu avoir un enfant par le passé. En 2015, j'ai fait un spermogramme, car j'avais des doutes à cause de mon adolescence tumultueuse. Mon médecin m'avait annoncé à la suite de mon test qu'il n'y avait pas beaucoup de spermatozoïdes, mais que ça en prenait juste un.

J'étais perplexe.

— D'accord mais c'était quoi ton résultat ?

Il ne le savait pas, il s'était fié à la parole de son médecin. Le lendemain, après notre discussion, mon chum décida d'appeler à sa clinique médicale pour obtenir la prescription d'un spermogramme, ce qu'il eut très aisément. De mon côté, je voulais savoir si mes hormones étaient déréglées. J'allai rencontrer mon médecin pour lui réclamer des prises de sang. Il n'avait pas voulu en prétendant que le problème venait sûrement de mon copain, puisque j'avais déjà eu un enfant. J'étais fâchée, ce médecin-là ne m'écoutait jamais, je n'en étais pas à mon premier refus. Alors, j'avais repris un autre rendez-vous, mais cette fois-ci avec le médecin de garde. Je réussis donc à avoir une requête pour un test sanguin et même une prescription pour le département de procréation médicale assistée dans ma ville.

Deux semaines plus tard, Marc alla chercher ses résultats aux archives, mais aussi ceux de 2015. Marc revint avec ses papiers à la main et me les montra. Nous avons mis du temps à comprendre les informations, mais nous avions fini par réaliser la gravité de la situation. Les deux spermogrammes, à des années d'intervalle, se ressemblaient. Il était inscrit sur l'un deux, zéro virgule treize millions de spermatozoïdes dans l'éjaculat, la norme étant de quarante millions par échantillon. Nous étions démolis et nous ne comprenions pas pourquoi, en 2015, son médecin ne lui avait pas communiqué plus explicitement le problème. Avec l'aide d'internet, je l'avais moi-même diagnostiqué avec une oligospermie sévère. Heureusement de mon côté, mes résultats étaient normaux. Nous commencions à nous informer un peu sur le sujet. Nous n'étions pas tout seuls dans cette situation, un couple sur six vit des problèmes de fertilité. J'essayais de rassurer mon chum qu'avec un peu d'aide, nous allions être capables, mais plus je m'informais sur le sujet, plus je voyais à quel point nous étions mal barrés. Sa quantité de spermatozoïdes était tellement basse que nous ne pouvions même pas envisager l'insémination qui demande un minimum d'un million de spermatozoïdes. Alors, je regardai nos autres options. Nous avions le choix du traitement in vitro, mais qui ne se donne pas dans notre ville ou un don de sperme. Marc était découragé, triste et perdu. Il me lâcha en soupirant :

— Je ne veux pas t'embarquer là-dedans. Je ne pourrai pas avoir d'enfant. Alors, je ne serai pas fâché si tu prends la décision de me quitter, je vais comprendre.

Je ne savais pas comment réagir, mais le prévint d'un ton déterminé :

— Non, c'est toi que j'aime et que j'ai choisi, nous allons trouver des solutions. Cependant, il faut que tu me promettes que tu vas tout faire aussi de ton côté pour que ça marche. Et si jamais ça ne fonctionne pas et que nous avons tout essayé, j'aimerais que tu envisages de prendre un donneur, car au final, on veut avoir un enfant à aimer et à éduquer ensemble.

Il était soulagé de ma réponse, me fit oui de la tête et m'embrassa. Cette nuit-là, Marc s'était endormi rapidement comme toujours, mais moi, je tournais dans le lit. Je pensais à ce qu'il m'avait dit plus tôt. Je m'étais imaginée le quitter et recommencer à zéro. C'était inconcevable dans ma tête que je puisse le laisser pour un problème de santé. Mais je m'étais quand même permise d'y penser et puis, le lendemain matin, ma décision s'était coulée dans le béton. J'allais rester avec lui peu importe ce qui arriverait, c'était mon homme. Je l'embrassai et lui redis que j'allais tout faire pour lui donner un enfant. Il était comblé et me serra fort dans ses bras. Cependant, nous étions loin de nous imaginer toutes les épreuves qui nous attendaient.

2022

# 7. L'AMOUR

Une fois le boire terminé de mon petit, je le couche dans mon lit au creux de mon bras. Il est semi-endormi et je lui donne des petites tapes sur les fesses pour l'apaiser. Puis, je m'endors à mon tour près de lui.

La lumière traverse le dessous de la porte de ma chambre, il est rendu 7h00 le matin et mon mari est encore à côté de moi. Il est en congé aujourd'hui. Je remarque qu'Augustin a la couche pleine, je m'étire et sors du lit en direction de la table à langer. Il fait froid pour la fin du mois d'avril. Je change rapidement mon petit qui me fait des beaux sourires et vais à la toilette. Marc dort encore et Bryan est chez son père pour cette semaine. Lorsque j'ai connu Marc, j'avais Bryan presque tout le temps. Mais maintenant, Gabriel le prend avec lui une semaine sur deux depuis qu'il a changé de travail. Ça nous donne un peu plus de temps pour notre couple, mais je m'ennuie de Bryan, surtout durant les derniers jours de la semaine. Je fais chauffer de l'eau dans la bouilloire pour me faire un bon café avec de la mousse et regarde mon bébé qui est en train de jouer sur son tapis d'éveil. Je lui prépare ensuite sa purée de céréales et l'assoie dans sa chaise haute. Il est de bonne humeur comme tous les matins. Je lui donne à manger avec un essuie-tout proche de moi, car il en met partout. Il fait des petits gazouillis avec sa bouche et ça me fait fondre le cœur. Je suis tellement heureuse d'avoir enfin mon petit bonhomme tant désiré. J'entends Marc se lever pour aller à la salle de bain et il vient me rejoindre à la table. Il émet gentiment :

— Salut, mes amours ! Qu'est-ce qu'on fait aujourd'hui ?

— Tu aurais pu en profiter pour dormir ! Mais sinon, j'aimerais qu'on aille à l'épicerie et demander une soumission pour la nouvelle porte d'entrée.

Il me fait oui de la tête et se verse à son tour un café. Vers 10h00, nous partons en direction du supermarché. Marc veut toujours diriger le panier et moi aussi. Nous achetons un peu de tout : légumes, fruits, fromage, œufs, lait, viande, yogourt et puis les cochonneries habituelles de mon mari. Il sait que ce n'est pas bon, mais le soir il est incapable de s'en empêcher. Malgré tout, il mange très bien dans la journée, beaucoup de fruits, de légumes, en plus des suppléments vitaminiques. L'alimentation affecte aussi la fertilité, raison de plus pour être vigilant. Nous quittons l'épicerie, faisons un arrêt à la maison pour déposer nos achats et allons chez les parents de Marc. Ils sont toujours disposés à nous recevoir pour jaser autour d'un bon breuvage chaud. Aujourd'hui, j'ai apporté mon jeu de Rummy. Je leur avais montré à jouer l'autre jour. Marc et moi adorons passer des soirées à nous amuser ensemble à des jeux de société. Souvent, nous buvons une boisson chaude ou une coupe de vin. C'est notre moment pour discuter, plaisanter ensemble et nous remémorer des souvenirs. Une fois le jeu terminé et Augustin bien satisfait de sa visite chez papi et mamie, nous partons vers le magasin de portes et fenêtres.

Dans le magasin, beaucoup de monde attend pour se faire servir. Nous n'avons pas choisi une bonne journée. Malgré tout, nous restons et attendons notre tour. Le temps est long debout à bercer le petit dans sa coquille. J'ai chaud et je commence à avoir un mal de tête. Je dis à Marc :

— Est-ce qu'on s'en va ? Ça commence à être long !

Il me fait non de la tête, il a vu un conseiller se diriger vers nous. Enfin! me dit-je mentalement. Le conseiller nous montre plusieurs options monétairement différentes. J'aime un style de cadrage mais mon chum, lui, préfère celui carré. Je finis par lui laisser son choix. Le conseiller m'exaspère, car il ne me regarde pas, comme si je n'étais pas là. Il fait juste poser des questions à mon chum et ne me demande pas du tout mon avis. Ils parlent ensemble des grandeurs de cadrage, de l'épaisseur désirée, du type de vitre, des portes peinturées ou pas, ainsi de suite. Je me racle la gorge aussi fort que possible pour me faire entendre. Ils continuent à se parler. Alors j'aboie :

— Moi, j'aimerais avoir une fenêtre non givrée et une porte blanche qui ne coûtera pas trop cher.

Mon chum me regarde incrédule en rétorquant :

— Tu n'aimes pas mieux avoir plus d'intimité ? Il y a celle-là en me la pointant du doigt, elle est bien mieux mais coûte un peu plus cher.

Le conseiller lance à son tour :

— Oui, c'est ce qu'on vend le plus, habituellement les gens veulent de l'intimité et ce n'est pas vraiment plus cher.

Je me dis à moi-même :

— Mais, il est qui lui ? Il va payer à ma place peut-être ? C'est tout de même deux cents dollars plus taxes supplémentaires.

Je renchéris à mon chum :

— Bien, choisis donc tout et tu peux payer tout seul si tu veux aussi, ça ne me dérange pas.

Je suis frustrée, mais il faut dire que j'ai mal à la tête et le conseiller a une attitude macho envers moi.

— Non, mais là ça ne me dérange pas, on peut prendre la vitre la moins dispendieuse, balbutie Marc.

Nous finissons par choisir la porte la plus économique et retournons à la maison. Durant le trajet, je ne dis pas un mot et regarde à l'extérieur. Marc met une main sur ma cuisse et je la repousse. Je rentre dans la maison, prends un analgésique et me couche sur le divan. Marc sort le bébé de son siège et vient me rejoindre. Il me réprimande :

— Quoi ? Pourquoi es-tu fâchée encore ? Nous avons choisi la porte que tu voulais.

J'ouvre la télévision en faisant semblant de ne pas l'avoir entendu. Il me regarde l'air découragé et me laisse tranquille. Je reste couchée là une bonne demi-heure, jusqu'à ce qu'il passe derrière moi sans que je m'en rende compte pour me donner un bisou dans le cou.

— Tu ris, tu m'aimes, ah ah, tu m'aimes, dit-il.

J'essaie de lui faire des yeux fâchés, mais je ne suis pas crédible. Marc continue :

— Tu sais que c'est toi que j'aime le plus au monde et ce, même si on se chicane.

Il m'a eu, car je lui fais un petit sourire en coin, heureuse d'entendre ses mots.

— Bon ok ! Tu as gagné, fis-je.

Je lui fais signe de venir se coller et nous nous embrassons. Je lui murmure :

— Moi aussi, je t'aime quand-même.

Il va chercher Augustin qui est dans sa petite chaise et nous nous assoyons tous ensemble. Même si nous nous chicanons quelquefois, l'amour est toujours au rendez-vous.

2019

# 7. L'AMOUR

Nous parlions beaucoup de tous nos projets futurs ensemble. C'était excitant autant pour lui que pour moi. Nous avions hâte de vivre tout ça. Lors d'un souper en tête à tête, je lui annonçai avec assurance :

— Nous pourrions bientôt penser à habiter ensemble ?

Il était flatté, lui aussi, c'était son désir.

— Oui, avec joie, il reste seulement à décider qui vend sa maison.

En parlant des pours et des contres de chacune des maisons, je proposai qu'il serait préférable de vendre les deux maisons et nous trouver un petit nid douillet qui plaise à chacun. Il était d'accord avec mon idée. Alors, nous avions mis nos maisons en vente pratiquement en même temps, la mienne se vendit très rapidement, mais pas la sienne. Je devais absolument libérer ma maison au printemps. De son côté, il avait reçu une offre d'achat mais conditionnelle à la vente de la maison de l'acheteur. Nous passions nos fins de semaine à visiter des maisons. Aucune n'était réellement à notre goût et selon notre budget. Il voulait absolument un garage et moi, une belle cuisine ainsi que trois chambres au même niveau. Il y avait toujours quelque chose qui clochait. Je commençais à être découragée et lui aussi. Quelques jours avant mon déménagement chez lui, il m'avait emmenée dans sa maison

49

pour me parler. J'emménageais seulement temporairement en attendant que nous nous trouvions une demeure. Il m'avait expliqué :

— Je sais que tu ne veux rien savoir de vivre ici, mais nous ne trouvons pas de maison à notre goût selon notre budget. Ici, nous pourrions tout rénover à ton goût avec l'argent de ta maison et ajouter ton nom sur l'acte notarié. Nous allons posséder une maison à notre goût pour moins cher. Les maisons que nous visitons sont elles aussi à rénover, mais nous n'aurons pas l'argent pour le faire. J'avais envie de lui dire non, mais il avait raison.

— Ok, tu as gagné ! Je vais venir vivre dans ta maison.

Il me souriait fou de joie et cette journée-là, nous avons appelé son acheteur pour lui annoncer que s'il ne vendait pas sa maison avant la fin du contrat, nous ne signerions pas un autre contrat. Marc était si fier de m'avoir convaincue. Nous avions même décidé de changer le plancher de la cuisine, de la salle à manger et du corridor avant que j'emménage. C'était une course contre la montre, car j'emménageais dans quelques jours seulement. Il avait installé un beau plancher de céramique gris luisant et j'en étais impressionnée. Pendant plus de deux semaines, j'habitai dans mes boîtes. Nous devions décider des objets à conserver et ceux à vendre. Nous avions beaucoup d'objets en double et la maison débordait de fournitures. Ça m'avait pris un mois avant de me sentir bien et chez moi. Marc et moi avions regardé, en parallèle, les coûts et les démarches en fertilité. C'était également un autre bon argument pour que je vienne habiter chez lui. L'argent de ma maison allait aussi servir à payer la fécondation in vitro et Marc, lui, allait me rembourser la moitié du montant un peu à chaque semaine. Même si

Marc-André n'avait pas d'enfant, moi j'en avais un issu d'une autre relation. Alors, nous n'avions même pas le droit au retour d'impôt pour les coûts de la FIV. Je trouvais ça tellement injuste et incompréhensible que notre système de santé ne soit pas adapté et fonctionnel. Déjà que l'infertilité ne soit pas reconnue comme un problème de santé comme tel, est une insulte. En plus, qu'on ne nous aide d'aucune façon est encore plus enrageant. Les frais pour une FIV ne sont pas plus remboursés par des assurances privées. Alors, nous avons dû couvrir les frais à cent pour cent. Il y a plusieurs couples qui s'endettent pour avoir un enfant et qu'au final, ils n'ont pas plus d'enfant dans leurs bras. J'étais en colère contre notre système de santé et je le suis toujours. Des gens se font refuser à cause de leur âge, voilà encore une injustice qui n'a pas sa place dans un pays libre. Selon moi, chaque personne désirant un enfant devrait avoir la possibilité de le faire. Je m'étais abonnée à des groupes partageant les mêmes problèmes afin de m'aider à comprendre tout cet univers dans lequel nous nous embarquions. Ça me faisait peur de débourser ces sommes astronomiques, car il n'y a pas de garantie de succès. C'est un peu le hasard qui détermine ton avenir. Mais j'étais tout de même prête à prendre le risque et Marc aussi. J'envoyai un courriel à la clinique de fertilité, puis on nous fixa un rendez-vous avec un médecin quatre mois plus tard. Pendant ce temps, nous avions fait tous les tests demandés et je leur envoyai par courriel ; Chacun un bilan de santé de base et hormonale (Œstradiol, TSH, FSH, LH, prolactine, testostérone, SHBG), un test urinaire et sanguin pour les maladies sexuelles et notre groupe sanguin. Aussi, mon chum fit un spermogramme, une échographie des testicules et un caryotype pour voir s'il n'y avait pas de micro-délétion du chromosome Y. De mon côté, je devais faire une réserve ovarienne, mais seulement lors du premier rendez-vous avec le médecin. C'était un assez long processus, mais ça permettait de faire un portrait global de notre situation et aussi de comprendre la cause à notre infertilité.

La journée du premier rendez-vous arriva, nous étions excités de commencer. Le médecin était gentil avec nous et nous nous sentions bien accueillis. Elle m'annonça que j'avais des ovaires d'apparence polykystique, car j'avais vingt-deux follicules d'un côté et vingt-huit de l'autre. Une femme en compte habituellement huit de chaque côté. Cette annonce n'était pas mauvaise en soi, car je n'avais pas les symptômes d'une personne ayant le syndrome et ça ne nuisait pas à ma fertilité. Le médecin m'avait seulement prévenue d'une éventuelle complication lors de la FIV, soit l'hyperstimulation ovarienne. Du côté de mon copain, rien ne semblait expliquer la raison de sa piètre quantité de spermatozoïdes. Elle nous donna notre protocole avec les médicaments et les quantités à se procurer dans une pharmacie spécialisée et nous conseilla de suivre une FIV Pisci (Physiological Intracytoplasmic Sperm Injection). En gros, les embryologistes mettent les spermatozoïdes lavés avec de l'acide hyaluronique. Cette substance permet d'attirer les spermatozoïdes sains au détriment de ceux qui le ne sont pas. Ensuite, les spermatozoïdes choisis sont injectés dans l'ovule à l'aide d'une micropipette. Nous étions si fébriles de débuter, mais je devais attendre au jour un de mon cycle menstruel pour m'inscrire pour le mois d'après. À la suite de notre départ officiel en fertilité, nous avions annoncé la nouvelle à nos parents. Ils étaient désolés que nous ayons à vivre toutes ces épreuves pour avoir notre famille à nous. Ils étaient aussi un peu sur le choc et essayaient de comprendre les techniques auxquelles nous allions avoir recours pour y arriver. Marc-André était un peu déçu d'ignorer la cause de son infertilité. Il effectua des recherches sur internet et découvrit qu'il avait peut-être une varicocèle. Lors de son échographie testiculaire, le technologue avait demandé s'il avait reçu un coup, mais peut-être que c'était en fait une varice qu'il avait vue à l'écran. Marc alla voir un urologue dans notre ville pour en avoir le cœur net. À la suite de l'examen, ce fut confirmé, il avait bien une varicocèle. Cette varice tue une bonne partie de ses spermatozoïdes dû au surplus de chaleur qu'elle dégage. Alors, il demanda au médecin une opération pour la retirer. Le médecin lui refusa, car il ne croyait pas en l'augmentation significative de sa quantité de spermatozoïdes, mais Marc était tenace. Le jeune urologue finit par l'envoyer voir son professeur situé à Montréal pour un deuxième avis. L'urologue d'expérience était d'accord pour l'opérer, en ajoutant qu'il est fort probable que la quantité de spermatozoïdes augmente un peu. Marc-André était satisfait d'avoir lui-même trouvé ce qui n'allait pas et d'avoir réussi à obtenir son opération. Cet été-là, nous avions beaucoup de choses en tête et des projets multiples. Pour nous occuper l'esprit, nous avions donc entrepris la rénovation de notre cuisine, l'aménagement floral extérieur et l'amélioration du patio de la piscine. Nous avions notre erre d'aller et rien ne pouvait nous arrêter.

2022

# 8. L'ESPOIR

Devant la maison, je contemple mes magnifiques tulipes tigrées en tirant de toute mes forces sur les sacs de paillis rouge achetés plus tôt à la quincaillerie. Il fait beau et j'ai décidé de mettre mes plates-bandes à leur meilleur pour ma visite dimanche. Marc, de son côté, lave les galeries avec sa machine laver à haute pression que son père lui a achetée l'année passée. Bryan et Augustin sont avec mamie dans la maison pour leur sieste d'après-midi. Je suis de très bonne humeur, mais j'ai un peu chaud avec ma veste sur le dos. Je la retire et finit d'étendre les copeaux un peu partout. Une fois ma tâche terminée, je vais voir Marc et lui crie en regardant mes mains tachées rouges :

— J'ai fini mon amour, je m'en vais à l'épicerie acheter ce qui manque. Il ne m'a pas entendu, sa machine fait trop de bruit. Je lui répète en criant encore plus fort. Il me fait un pouce avec sa main. Je vais aussi avertir ma mère de mon départ. Elle est occupée à faire le ménage de la maison et me dit que tout est sous contrôle. Je rentre dans ma voiture, je regarde un peu partout si j'ai des sacs réutilisables et je les trouve finalement dans le coffre. « Super » me dit-je mentalement et je quitte en voiture en direction du supermarché. La route n'est pas longue, car seulement quelques minutes plus tard, j'arrive dans le stationnement de l'épicerie et met mon masque sur ma bouche. Il faut que je me dépêche, car les petits vont bientôt se réveiller et j'ai beaucoup d'articles à acheter. Je prends mon panier à l'intérieur et mets du désinfectant dans mes mains. Ma liste d'épicerie est longue, je dois acheter tous les aliments du buffet pour le baptême d'Augustin ce dimanche. J'achète du pain pour faire des sandwiches, des légumes, des charcuteries, des œufs, du fromage, des chips, de la liqueur, du vin, de la bière, etc. Mon panier se remplit en moins de vingt minutes et je repars aussitôt à la maison. Heureusement que les mesures sanitaires permettent enfin les rassemblements. La fameuse pandémie mondiale ne finit pas de finir ! Je pense à Marc et à Bryan qui ont eu la Covid dernièrement. Ce n'était pas plus grave qu'une grippe. Mais bon, il ne faut pas trop en parler, car c'est un sujet tabou dans la société. Si tu n'as pas la même opinion que celle du gouvernement, tu es discrédité. J'avais espoir que cette mascarade se termine bientôt mais nous sommes encore pris dans ce manège qui repart tout le temps.

Dimanche matin, nous nous levons dans la bonne humeur pour le baptême d'Augustin. Tout le monde s'habille chic pour l'occasion. J'ai de la difficulté à trouver une robe qui m'amincisse. Les petits bourrelets de ma grossesse n'ont pas tout à fait fondu malgré mes efforts. Je me regarde dans le miroir, mon chum passe devant la porte et me fait un clin d'œil. Nous sommes enfin prêts à partir et Marc habille Augustin en vitesse à la dernière minute, question de ne pas salir son habit blanc. Nous arrivons à l'église et débarquons tout l'attirail de la voiture. Il y a déjà des invités dans les marches à l'entrée. Nous ne sommes pas en retard mais pas en avance non plus. Personne ne nous fait la remarque, ils sont ravis de percevoir la vedette de l'événement. Quelques minutes plus tard, après avoir jasé avec les convives, le prêtre nous fait signe qu'il va débuter la cérémonie. Il commence par dire un mot de bienvenue et parle du signe de la croix. Une femme se met à chanter une musique d'église. Ça me fait penser à notre mariage dans cette même église. Je flotte sur un petit nuage. Je n'arrive pas à croire que notre rêve s'est réalisé. Je me suis mariée enceinte et ce, avec l'homme de ma vie. Je me sens en sécurité dans l'église et sereine. Je ne me qualifie pas de catholique pratiquante, mais pendant une certaine période, Marc et moi avons beaucoup prié. C'était notre petit rituel du soir avant de nous coucher, nous faisions une prière à Marie et à Jésus pour qu'ils nous apportent de la chance et un beau bébé en santé. Nous étions tellement découragés, mais nous essayions de garder espoir par tous les moyens possibles. Le prêtre, ici présent, qui parle actuellement des paroles de Dieu, nous avait offert un cadeau, il y a de cela deux ans. Il nous a prodigué l'onction des malades et a fait une prière pour nous. C'était un beau geste qui m'avait émue. Personne ne sait vraiment la source de notre réussite; la science, l'espérance, un cadeau du ciel ou l'alignement des étoiles. Je sais juste que je suis aux anges et je remercie de tout cœur l'univers, pour la venue de cet enfant. Le baptême d'Augustin est un événement inespéré et nous sommes tous là actuellement pour le célébrer. Il est justement en train de lancer un gros sourire dégoulinant de bave en direction de son papi qui lui fait des faces comiques pour le distraire. Je souris à mon tour jusqu'aux oreilles.

2019

# 8. L'ESPOIR

J'étais assise dans une chaise longue en dessous du gazebo dans ma cour, regardant mon téléphone. Il faisait encore chaud pour la mi-septembre, mais je percevais tranquillement approcher la fraicheur de l'automne surtout en fin de journée. Selon l'application de suivi de mes cycles menstruels, je devais être dans le rouge d'ici huit jours. J'étais stressée et excitée à la fois, car le lendemain je devais commencer à prendre de l'Estrace deux milligrammes matin et soir. C'est un médicament qui sert à préparer mon utérus et à la maturation synchronisée de mes follicules. Le seul hic, c'était que je devais le prendre sept jours avant mes règles et mes cycles sont loin d'être réguliers. Alors, je croisais les doigts pour que mon estimation soit bonne.

Le lendemain matin, je commençai ma médication, puis également le soir venu et ce, pour quelques jours. J'étais de plus en plus fatiguée et mon chum le voyait très bien. Ma patience me quitta, je ne supportais pas la moindre remarque de travers. Un jour, je me levai avec une migraine qui ne passait absolument pas, même avec les acétaminophènes que ma collègue de travail m'avait donnés afin de compléter ma journée.

À mon travail, personne n'était au courant de ce que nous nous apprêtions à faire. Il faut dire qu'annoncer qu'on va peut-être partir en congé de maternité avant même d'être enceinte, n'est pas très recommandé. De plus, annoncer que j'allais devoir m'absenter beaucoup du travail dû aux multiples rendez-vous, n'était pas non plus une excellente idée, à moins d'avoir un bon employeur conciliant, ce qui n'était pas mon cas. Donc, je gardai ce secret pour moi, mais ce fut très lourd à porter. En autres, j'ai dû mentir à de multiples occasions pour expliquer mes absences, mon état mental ou physique.

Mais cette journée-là au travail, il arriva une épreuve inattendue qui m'a complètement chamboulée. Au début de l'après-midi, j'exécutai mes tests au laboratoire, toujours avec mon mal de tête qui persistait. Je devais quérir un échantillon dans les entrepôts, car une de mes analyses n'était pas normale et je devais confirmer ce résultat. Marchant en direction de l'expédition avec mon échantillonneur dans une main et mon sac dans l'autre, je vis le regard apeuré d'un des employés. Il dégagea d'une voix étouffée d'un sanglot :

— Il est arrivé un accident, ce n'est pas possible.

Et comme j'enregistrais ce qu'il venait de me dire, je vis sous mes yeux, Simon, gisant par terre sous une auréole de sang. Il y avait ma supérieure près de lui. Elle lui prodiguait un massage cardiaque avec ses petites mains. Le souffle court, elle cria à ma vue :

— Va voir si les ambulanciers arrivent et ouvre-leur la porte de garage.

Mon sang se glaça et mes jambes devinrent molles comme de la ouate, mais je courus en direction de la porte. Je sentais l'adrénaline monter en moi et je ne réalisais pas l'ampleur de la situation. J'attendis quelques minutes à l'extérieur avant d'apercevoir à l'autre bout de la rue, un camion jaune. Il faisait un beau soleil et nul n'aurait pu prévoir un accident en cette si belle journée. Je montrai le chemin aux ambulanciers qui ne semblaient guère pressés. Simon respirait enfin, mais avec difficulté. Sa poitrine avait été écrasée par une énorme poche de produit qui pesait l'équivalent de mille kilogrammes. Il s'était cogné la tête contre le béton au sol. Je demandai avec ma petite voix :

— Avez-vous besoin d'aide ?

Un des ambulanciers m'indiqua d'aller quérir le collier cervical dans l'ambulance. Je m'exécutai et revint rapidement avec cet objet. J'étais sur les nerfs et prête à tout. Une fois l'ambulance partie, le directeur de l'usine avertit tous les employés dans la cafétéria des événements malheureux. J'étais assise sur un banc, les mains dans mon visage et je discernais mon mal de tête revenir. Heureusement, nous disposions d'une longue pause pour nous remettre de nos émotions. Une heure et demie plus tard, les nouvelles de Simon arrivèrent enfin. J'espérais qu'il s'en tire avec plusieurs jours de convalescence et peut-être une opération. Le directeur vint encore à notre rencontre et convia tout le personnel dans une pièce. Il avait un air accablé et les lèvres pincées. Il se racla la gorge, prêt à nous dire quelque chose. Il lâcha un sanglot, des larmes coulèrent le long de ses joues et dit en même temps :

—Je suis désolé…Simon est décédé.

Mon cœur fit un tour, je n'en revenais pas, j'étais certaine qu'il allait s'en sortir. Il ne pouvait pas mourir, il avait des jeunes enfants et je l'ai vu partir en ambulance, vivant. Je me levai de ma chaise avec les larmes aux yeux en direction du laboratoire, j'étais en colère. Une fois seule, je me mis à pleurer à chaudes larmes. J'étais terriblement enragée contre le directeur et l'entreprise qui n'ont pas su protéger leurs employés. L'accident était dû à un problème connu de tous. Les commandes avaient augmenté et ayant besoin de plus d'espace d'entreposage, il fut décidé d'empiler des sacs de plus en plus hauts, une idée de génie. Cependant, un train passait tout près de la bâtisse et la vibration engendrait la chute des produits et ce, depuis plusieurs semaines. Le directeur le savait, mais fermait les yeux sur cette solution temporaire, jusqu'à temps qu'un accident grave se produise. J'étais dépassée par les événements et je voulais quitter, mais nous devions rester un peu plus longtemps pour répondre aux interrogations des policiers. Finalement, n'ayant pas besoin de mon témoignage, je pus rentrer chez moi. Je racontai à Marc ce qui s'était passé. Lui aussi, était frustré et inquiet pour moi. J'étais dans une si mauvaise posture. Cette nuit-là, j'étais incapable de dormir. J'avais un terrible mal de cou à cause de la tension dans mon corps. Je me fis couler un bain pour essayer de me relaxer, mais ce fut un échec total. Quand je fermais les yeux, je le voyais au sol dans la mare de sang avec son regard vide. J'entendais encore le bruit qu'il faisait en essayant de respirer. J'avais très mal dormi et le matin fut d'autant plus pénible. Je devais me rendre au travail dans cette atmosphère de mort. Rendue au travail, j'effectuai ma journée en essayant de ne pas trop y penser. L'entreprise avait appelé une psychologue pour que chaque employé puisse discuter avec elle.

Une fois mon tour arrivé, ma supérieure vint me voir pour solliciter ma présence à cette rencontre. Je refusai, mais elle exigeait d'y aller quand même. Je refusai encore et elle se mit à m'obstiner. J'étais furieuse et lui répliquai :

— Non, personne ne va m'obliger à faire quelque chose que je ne veux pas. J'ai dit non.

De son bureau, la psychologue avait entendu notre dispute et vint nous voir.

— On ne force personne.

J'étais satisfaite de ma petite victoire et ma supérieure retourna à son bureau le visage rougi. Je ne voulais pas aller voir une psychologue directement à mon travail. J'avais peur de ce que j'allais lui dire. Je craignais de m'emporter et de dire tout ce qui ne marche pas ici. J'étais tellement en colère et à fleur de peau que j'aurais pleuré et déballé tout mon sac ainsi que mon secret. Ce n'était tellement pas le temps d'être bouleversée, j'étais au début du traitement in vitro. Je devais rester détendue, calme, reposée et concentrer toute mon énergie à produire de beaux ovules en santé. Je ne voulais pas gâcher tous nos efforts pour arriver à cette étape si importante. Je continuais de prendre ma médication et essayais le plus possible de me calmer les nerfs et de changer mes idées.

Enfin, six jours plus tard, arriva mes fameuses règles. Lorsque j'avais remarqué mes bobettes tachées de rouge, j'étais heureuse à souhait, ce qui arrive rarement dans ces circonstances. J'appelai le bureau des infirmières pour signaler le commencement de ma FIV et elle me rappela dans l'après-midi pour fixer un rendez-vous le lendemain. Le 23 septembre, nous étions partis très tôt, notre rendez-vous était à 7h00 et nous avions deux heures de route à faire. J'étais tellement excitée que je n'avais pas dormi de la nuit. Rendus à la clinique, tout se passa bien. On nous avait bien accueillis et je passai rapidement à la salle des échographies. Le médecin avais mis une sonde échographique à l'intérieur dc mon vagin afin de visualiser mon utérus et mes follicules. J'étais nerveuse, car je voulais qu'il m'annonce que tout était beau. Je sortis de la pièce soulagée, je n'avais pas de kyste ni rien qui puisse empêcher que l'on débute ce mois-ci. On me guida avec Marc dans la pièce d'à côté en attendant qu'une infirmière vienne nous voir. Elle était jeune et semblait avoir le même âge que moi. Elle avait l'air aussi impatiente que moi et me fit un large sourire, ce qui m'avait détendue. Elle m'expliqua que je devais aller me procurer les médicaments dans une pharmacie spécialisée en fertilité. Puis, elle m'enseigna brièvement les étapes pour effectuer les injections de Gonal F. Je devais prendre ce médicament pour stimuler ma production d'ovules afin d'obtenir de multiples ovules au lieu d'un seul comme à chaque mois. Et pour ce faire, je devais m'injecter ce produit dans le ventre une fois par jour. Il y avait plusieurs autres médicaments à acheter sur la liste, en revanche, elle ne voulait pas brouiller mon esprit et me lança :

— Je vais tout t'expliquer ça en temps voulu, et rassure-toi, je vais tout inscrire dans ton calendrier, les injections à faire au fur et à mesure.

— Oh, tant mieux, ça va beaucoup m'aider, je suis déjà mentalement surchargée.

Marc écouta attentivement les explications mais resta muet. De retour à la maison, en possession des médicaments et heureuse du déroulement de la journée, je m'empressai de déposer au réfrigérateur le précieux liquide qui m'avait coûté les yeux de la tête. Heureusement que j'avais de bonnes assurances à mon travail qui puissent en payer une partie appréciable, car je n'avais pas le droit au retour sur les impôts. Le soir venu, je préparai tout l'équipement nécessaire pour effectuer mon injection dans la salle de bain. J'étais terriblement nerveuse à l'idée de m'injecter moi-même ce médicament. J'essayais de ne pas le laisser paraître à Marc, mais c'était inévitable. Je craignais plusieurs choses : la douleur, d'oublier une étape cruciale, enlever trop ou pas assez de liquide pour retirer la bulle d'air et de m'injecter de l'air. J'allai même consulter sur internet la méthode et les étapes à suivre, même si l'infirmière m'avait déjà formée sur la technique à employer. Pour elle, tout semblait si facile et simple, mais moi, n'étant pas infirmière, je devais jouer ce rôle dans les semaines à venir. Mon cœur battait fort et j'avais chaud, mais je n'avais pas le choix de le faire. J'avais promis à mon amoureux que j'allais tout faire pour lui donner un bébé. Je m'étais engagée dans cette aventure avec lui et je ne pouvais pas reculer. Tout ce processus si longtemps attendu était juste là et ça se passait maintenant. Je devais assurer et faire ce qui devait être fait. Prenant mon courage à deux mains, je suivis les étapes une à la fois. J'y avais pris tout mon temps. Marc m'avait encouragée en demeurant avec moi et en me disant des mots de soutien. Finalement, ça s'était bien passé et je n'avais pas eu trop mal. À chaque soir, à une heure précise, je répétai ces opérations, toujours accompagnée du support précieux de Marc. Je commençais même à m'habituer et ça ne me faisait plus rien. Le sixième jour après les injections, je retournai passer une échographie vaginale afin de vérifier l'évolution et l'effet procuré par le Gonal F sur mes follicules. Le médecin fut surpris de voir qu'il y avait déjà dix follicules qui avait grossit à douze millimètres. Nous devions continuer la médication, mais il diminua un peu la dose pour éviter une trop grande stimulation. J'étais soulagée, car plus j'avais de follicules, plus ça me donnait des chances d'avoir des ovules matures. De retour à la maison, je continuai cette médication pendant trois autres jours avant de revoir le médecin pour une nouvelle échographie. Après ce deuxième rendez-vous, nous avons rencontré à nouveau l'infirmière pour qu'elle me montre les deux nouveaux médicaments à m'injecter. Une fois le Gonal F donné, je devais aussi m'injecter dans une autre partie du ventre, le Luveris qui sert à maturer les follicules et ce, pendant quelques jours. La méthode d'injection était beaucoup plus difficile à effectuer que celle pour le Gonal F. Je devais récolter le liquide contenu dans une fiole avec ma seringue, ensuite, transférer ce liquide dans celle avec de la poudre, mélanger doucement, retirer ce mélange à l'aide de la seringue, puis me débarrasser des multiples bulles d'air en cognant délicatement dessus et l'injecter dans mon ventre préalablement désinfecté. Ça paraissait encore là, déjà plus facile quand l'infirmière l'exécutait, mais le faire moi-même, avait pris une éternité. Je commençais même à me demander si c'était une blague, tellement il était difficile de prendre tout le liquide sans aspirer trop d'air. De plus, la douleur était plus vive qu'à celui du Gonal F. Par la suite, je devais prendre un autre médicament le soir, mais à exactement 23 heures, le

Cetrotide qui permet de maturer les follicules, mais aussi d'éviter que l'ovulation ne se produise. Ceci est très important dans la FIV, car on ne veut pas ovuler précocement sans avoir récolté les ovules au préalable. L'ovulation doit être contrôlée et déterminée seulement au moment opportun par le médecin. Je devais prendre ce médicament à 23 heures pile, pas une minute de moins ou de plus. J'étais tellement fatiguée par les médicaments, les rendez-vous, le stress causé par cette aventure et par mon travail, que pour moi, c'était beaucoup trop tard. Une bonne chance que j'eusse conservé une semaine de vacances. Je l'ai donc utilisée en fractionnant des journées pour pallier les multiples rendez-vous. Bref, j'étais exténuée et pour moi, me coucher aussi tard était inimaginable compte tenu qu'à 20 heures, j'étais déjà brûlée. Marc et moi avions trouvé la solution parfaite. Nous allions nous coucher tôt et mettre chacun une alarme sur notre téléphone à 22h50 pour les prochains jours. J'étais ravie et satisfaite de notre plan de match. Cette nuit-là, je dormis très bien, jusqu'à ce que mon esprit pense à cette fameuse injection. Ça faisait trop longtemps que je dormais, je le percevais dans mon organisme. Je me réveillai en sursaut en criant :

— Le cadran n'a pas sonné, l'injection, je n'ai pas fait l'injection, vite !

J'étais déconcertée, il était 3h00 du matin et l'infirmière m'avait dit à quel point il était extrêmement important de ne pas oublier cette injection. Il y avait quatre heures que j'aurais dû l'avoir faite. J'ai tourné le coin du corridor en courant, j'ouvris le réfrigérateur en trombe et pris la seringue préremplic de Cetrotide. Je retournai en filant dans la salle de bain, pris un tampon d'alcool, me désinfecta le ventre et roula la seringue dans mes mains. Elle était froide, trop tard pour la réchauffer, je savais que ça allait faire mal. Je me piquai sans aucune hésitation dans le ventre et poussai sur le piston. Marc était assis sur la toilette, les yeux à moitié fermés, essayant de comprendre ce qui s'était passé avec nos alarmes. Nous nous sommes regardés, découragés par les événements. Il spécifia :

— Une chance que tu t'es réveillée, j'espère que ça va être correct.

Je n'étais pas certaine et je me sentais mal de m'être endormie. J'espérais de tout mon être que ce serait effectivement correct. Le liquide que je venais de m'injecter m'avait fait mal. Mon ventre était rouge et ça me brûlait. Marc alla me chercher une débarbouillette froide pour calmer la rougeur. Puis, il regarda son téléphone et puis le mien. Il en conclut que nos deux téléphones ont fait une mise à jour en même temps que ladite alarme. Nous sommes retournés nous coucher. Le lendemain, j'appelai à la clinique pour expliquer ce qui s'était passé. On me convia pour un rendez-vous d'urgence. Je passai une prise de sang, puis une échographie pour voir si je n'avais pas ovulé ou perdu mes ovules. J'étais terriblement nerveuse, j'avais la gorge sèche et mon cerveau roulait très rapidement. J'avais peut-être fait la pire gaffe de ma vie. Payer si cher pour tout perdre en un instant seulement à cause de la fatigue. J'étais en colère contre moi et contre l'univers. Quand j'entrai dans la salle des échographies, j'expliquai la situation au médecin, il n'était pas très content. Il regarda les images à l'écran et dit :

— Je crois Madame que vous vous êtes injectée le médicament à temps, si vous aviez passé la nuit sans vous réveiller, ce serait terminé.

Je retenais mon souffle.

— Nous allons valider avec vos prises de sang, mais ça devrait être correct. Néanmoins, arrangez-vous pour ne plus que ça se reproduise.

Je relâchai mon air en soufflant :

— Oh, c'est une excellente nouvelle ! Ça m'a tellement stressée, je suis désolée, ça n'arrivera plus, promis.

Il m'indiqua ensuite de poursuivre les trois injections pour deux autres soirs, puis de revenir à nouveau pour un rendez-vous. Nous étions retournés à la maison, soulagés et heureux de la tournure des événements. Par contre, nous étions maintenant méfiants de nos téléphones et nous sommes allés au magasin acheter un vrai cadran. Le soir venu, je reçus l'appel de la clinique pour me confirmer que je n'avais pas ovulé et je refis mes injections comme la veille. Cependant, celle de 23 heures, je craignais tellement de la manquer et ce, même avec le cadran, que je ne me couchai pas. J'aimais mieux être fatiguée que risquer de tout perdre. Le surlendemain, je retournai encore à Montréal pour une échographie. Cette fois-ci, on m'annonça que mon corps était prêt. Je devais m'injecter du Suprefact à 23 heures pour déclencher mon ovulation et celle-ci se produit exactement trente-six heures après l'injection du médicament. Une fois l'ovulation déclenchée, c'est une course contre la montre, car il faut que le médecin récolte mes ovules juste avant l'éclosion de mes follicules. Donc, le rendez-vous pour la ponction de mes ovules était pour très bientôt. Le lendemain de ma piqûre, nous allions chez les parents de Marc pour leur raconter les récents événements. Après discussions et explications des prochaines étapes que nous devions réaliser, mon beau-père nous proposa de nous payer une chambre à l'hôtel tout près de la clinique. Il nous avait fait entrevoir que s'il se passait un accident sur la route ou autres problématiques, nous pouvions manquer notre ponction et perdre tous mes ovules. Il avait raison et j'étais reconnaissante de sa bonté et de sa vivacité d'esprit. Nous n'avions pas pensé à ça du tout. Alors, cette soirée-là, nous partîmes avec nos bagages un peu avant l'heure du souper. Bryan était chez son père, ce qui adonnait parfaitement. C'était un beau moment pour notre couple, nous étions fébriles. Je me sentais comme une enfant à la veille de Noël. Nous arrêtâmes manger dans un restaurant cambodgien. Marc et moi, n'ayant pas un grand appétit, une assiette pour deux nous avait comblés. Une fois arrivés dans notre chambre d'hôtel, nous avions joué aux cartes dans le lit. Puis, nous discutâmes de l'opération, de notre amour et de notre futur mariage. J'étais tellement bien avec lui, je me sentais soutenue et aimée. Souvent, il me complimentait, il m'aidait dans la maison, il me regardait dans les yeux avec tendresse et il réussissait à endurer mon manque de patience. Je n'aurais pas pu faire cette FIV avec un autre partenaire que lui. Des épreuves comme celle-ci rapprochent un couple ou l'éloignent. Pour l'instant, elle nous rapprochait. Nous avions fait l'amour et nous nous étions couchés. Je devais prendre deux comprimés d'Azithromycine afin de prévenir les infections pour l'opération du lendemain. Malgré mon nœud dans l'estomac, je dormis comme un bébé jusqu'à 8h30. Nous avions réglé notre alarme de téléphone, en plus du cadran et nous avions demandé à la réception de l'hôtel de nous appeler. Nous voulions être absolument certains de ne pas passer tout droit.

Marc s'empressa de s'habiller et se prépara un café dans la chambre. Je l'enviai un peu, mais je n'avais pas le droit d'en prendre un. Je devais être à jeun pour l'opération. Nous quittâmes la chambre et partîmes pour notre clinique située à deux minutes de l'hôtel. Sur le chemin, il y avait un arc-en-ciel complet directement devant nos yeux au-dessus d'une affiche commerciale où il était inscrit « dream ». Il était magnifique et ça m'avait détendue. C'était comme un signe que l'opération allait être glorieuse. Quand on se lance dans cette aventure, personne ne peut prévoir, si au final, nous aurons des embryons, ce qui est relativement inquiétant et angoissant de terminer sans rien et ce, malgré de grands efforts et des sommes exorbitantes. Il n'y a aucune garantie. Nous étions arrivés un peu à l'avance, mais nous sommes quand même passés tout de suite. Marc devait donner ses spermatozoïdes et se rendit dans une salle pour homme conçue à cet effet. De mon côté, je me rendis dans une autre pièce avec l'infirmière. Elle me demanda d'enfiler une jaquette d'hôpital qui était ouverte au niveau des fesses et précisa de conserver seulement mon soutien-gorge. J'étais un peu gênée et je marchais un petit pas à la fois en tenant bien l'ouverture du dos fermée. Lorsque Marc eut fini, il vint me rejoindre dans la pièce dédiée à l'opération, lui aussi s'était habillé en habit de protection. Il ressemblait à un infirmier, ce qui me fit vraiment rire. Ensuite, on me pria de m'installer un suppositoire qui avait pour mission de réduire l'inflammation. J'étais incommodée, mais je devais suivre les indications de l'infirmière. Au moins, j'étais confortablement assise dans un lit couvert d'un drap douillet. Marc essayait de me changer les idées et n'arrêtait pas de me raconter des blagues. Une infirmière avec une voix irritante et trop enjouée vint me piquer sur la main pour m'installer un cathéter. Elle rata son coup et ma veine éclata. Elle fit un petit sourire en guise d'excuse et recommença. Elle m'expliqua qu'elle aurait mieux aimé recommencer dans l'autre main, mais elle ne pouvait pas à cause de la disposition des machines dans la salle d'opération. Puis, elle s'exécuta une deuxième fois et ma veine éclata de nouveau. À ce moment, le médecin passa devant mon lit et vit la situation. Il avisa en regardant l'infirmière :

— Non, c'est inacceptable, c'est deux fois maximum, laisse faire, je vais le faire moi-même.

L'infirmière s'excusa et s'en alla bredouille. Je trouvai le médecin brusque avec elle, mais j'étais en même temps rassurée d'avoir quelqu'un de plus compétent pour m'ouvrir les veines. Une fois le soluté installé, je devais attendre mon tour. Nous étions quatre patientes cordées dans des lits, toutes prêtes à subir notre opération. J'entendais une femme, de l'autre côté du rideau discutant avec une infirmière.

— Est-ce que c'est normal que le suppositoire cherche à sortir ? Je suis incapable de le garder en dedans.

Marc et moi, nous nous regardâmes en essayant de ne pas rire. Nous attendions notre tour du mieux que nous le pouvions. Tout à coup, on appela mon nom dans la salle d'opération. Une fois à l'intérieur de la pièce, on m'interrogea sur mes informations personnelles et celles de mon conjoint pour confirmer notre identité. Je m'installai sur le lit d'opération, les deux pieds dans les étriers, les fesses à l'air. Il faisait très froid dans cette pièce, ce qui n'aidait pas à me mettre à l'aise. Au moins, de la musique classique jouait dans la pièce pour amener les patientes à la détente. Marc s'assit à côté de moi en me tenant la main. Ma pression étant très basse à cause du stress, l'infirmière me donna de l'Atropine pour m'éviter une chute de pression. Ensuite, elle m'expliqua un peu le déroulement de l'opération. Puis, elle m'administra du Fentanyl pour la douleur. Je trouvais que l'effet de ce médicament n'était pas assez efficace et rapide à mon goût. Le médecin arriva et mit un produit désinfectant sur mes parties intimes puis installa le spéculum. Ensuite, il me piqua avec une aiguille à plusieurs endroits pour geler localement mon entre-jambe et mon col. Ça m'avait fait un mal de chien, c'était comme une piqûre chez le dentiste dans la joue mais celle-ci, dans une zone encore plus sensible. Heureusement, le Fentanyl commença enfin à faire effet. Je me sentais comme si j'étais soûle mais sans plus. Marc me lança :

— Ne regarde pas en bas, il y a du sang.

Curieuse comme je suis, je regardai mais avec un air détaché. Puis, mon attention se porta rapidement en direction de l'écran où on voyait l'intérieur de mon corps, grâce à la sonde placée sur mon ventre.

Le médecin avait commencé à aspirer mes follicules du côté gauche. Ça ressemblait à une ruche d'abeille où les alvéoles dégonflaient une à une afin d'y récolter des trésors très précieux. La machine faisait un bruit inoubliable très caractéristique de succion, mais pas non plus désagréable. Puis, le médecin affirma :

— On en voit un juste ici. Oh, il y en a un autre, regardez, il est très beau.

Le médecin avait l'air satisfait de sa récolte. J'essayais de lui répondre normalement, malgré mon état second et ma bouche très sèche.

— Oui, je vvvois.

J'étais détendue grâce au médicament et le temps passa beaucoup plus vite dans ma tête. Mes deux ovaires furent ponctionnés en vingt minutes, pour donner au total trente-trois ovules. J'étais enchantée par cette nouvelle, mais je savais aussi que j'étais à risque d'une hyperstimulation. L'infirmière me transporta sur une civière vers la salle de réveil et m'expliqua la suite des événements :

— Présentement, les embryologistes injectent dans chaque ovule mature un spermatozoïde de ton conjoint. Ensuite, ils vont rester tranquillement au chaud dans un incubateur pendant cinq jours. L'embryologiste va vérifier leur développement à plusieurs reprises et conserver ceux qui se développent bien et ce, jusqu'à leur état de blastocyste. Nous allons vous appeler au jour trois, pour vous dire combien il en reste, puis au jour cinq et peut-être au jour six s'il y a des petits retardataires. De plus, tous vos embryons restants seront congelés, car vous êtes en hyperstimulation. Nous voulons vous donner une pause à votre corps avant d'en transférer un.

Je lui avais fait un signe de tête en guise de compréhension.

Elle me donna aussi une feuille avec les symptômes à surveiller en lien avec cette dite hyperstimulation. Ça semblait être grave, mais j'étais confiante que tout irait bien. Je me levai pour aller aux toilettes et me rhabillai. Puis, nous partîmes chez nous en voiture. Je somnolai tout le long du trajet, mais chacune des bosses dans l'asphalte me rentrait dans le corps et j'avais terriblement hâte d'arriver à la maison.

J'éprouvai de la difficulté à sortir de la voiture pour me rendre jusqu'à la porte d'entrée car j'avais trop mal au bas du ventre. Chaque pas me donnait l'impression qu'on remuait un couteau dans la plaie. Je me sentais comme si on m'avait transpercée de l'intérieur, ce qui était le cas, en quelque sorte. Marc me proposa de m'habiller en mou et j'acquiesçai. Je m'allongeai avec difficulté sur le divan, mais même assise, j'avais mal et le seul anti-douleur que je détenais était des acétaminophènes. De plus, mon ventre était dur et très enflé, j'avais l'impression d'être enceinte de trois mois. Je me sentais aussi compressée des poumons et j'étais à deux doigts d'appeler à la clinique, car j'étais inquiète. Je ne m'attendais pas à avoir aussi mal et je ne comprends toujours pas pourquoi un médicament plus fort ne m'avait pas été prescrit. Au moins, Marc prit soin de moi ; il fit à souper, il me fit couler un bain et il essayait de me changer les idées. En revanche, ses blagues me faisaient rire et ça m'occasionnait encore plus de douleur. J'avais tellement mal que je déclarai à Marc très sérieusement, sans même connaitre l'avenir :

— Loup, c'est la dernière fois que je fais ça.

Le lendemain matin, je me réveillai avec autant de douleur que la veille. Cependant, j'avais beaucoup manqué au travail et il ne me restait plus aucune journée en banque. Alors, je m'équipai d'anti-douleur dans mon sac à main et j'allai travailler. Ce fut une journée tellement difficile pour moi physiquement et psychologiquement. Je devais faire comme si de rien n'était, mais chaque pas que je faisais me transperçait de douleur. Je serrai les dents ensemble et tentai de garder mon sang froid.

Je ne marchais pas bien vite et je prenais mon temps pour faire mes tâches. Ma collègue de travail me demanda plus d'une fois si j'allais bien ou si j'étais fâchée contre elle. Seulement, je n'avais pas la force de sourire ni de bavarder. Je concentrai toute mon énergie à me contrôler pour réussir à compléter ma journée malgré la douleur atroce qui m'affligeait. J'étais encore très enflée du ventre, mais avec mon sarrau par-dessus mes vêtements, ça ne paraissait pas tant que ça ; je me sentais tout de même un peu à l'étroit. Une fois ma journée terminée, j'étais brûlée et je n'avais plus la force de faire quoi que ce soit. En arrivant chez moi, je me lavai et commandai à souper. Après mon repas, je me couchai dans mon lit avec un sac magique sur le bas ventre. Marc me fit un petit massage et nous avions discuté un instant avant de sombrer dans le sommeil. Le lendemain, je me sentais un peu mieux que la veille. Au jour trois, une embryologiste nous appela pour nous donner des nouvelles :

— Il y a trente-deux ovules qui ont fécondé et présentement, il y en a dix-huit qui sont beaux et encore en liste.

Nous avions été prévenus que le nombre final d'embryons allait diminuer, mais pour l'instant, nous étions satisfaits. Elle nous rappela ensuite au jour cinq. Maintenant, je n'avais plus mal et j'attendais cet appel avec impatience. Nous étions tous les deux fébriles de savoir combien d'embryons seraient congelés. Elle nous annonça :

— Nous avons congelé six beaux embryons et présentement, il en reste cinq qu'on laisse encore une journée à se développer pour voir s'ils prennent la forme de blastocyste.

Nous explosâmes de joie, cette nouvelle était un apaisement absolu pour notre esprit. Nous avions au moins six chances d'avoir un bébé. Nous allâmes à l'épicerie près de chez nous pour acheter du mousseux et des sushis. Il fallait célébrer cette belle nouvelle et nous avions porté un toast à nos futurs enfants. Nous pouvions enfin relâcher la pression et profiter de ce mois et demi de repos avant de débuter le TEC (Transfert d'embryon congelé). J'en profitai pour siroter mon mousseux alcoolisé et mes sushis, car bientôt j'allais tomber enceinte. Le lendemain, l'infirmière nous rappela encore pour nous annoncer que nous avions officiellement sept embryons congelés. Un petit dernier s'était rajouté au jour six. Nous étions satisfaits et nous nous étions dit entre nous :

— On en a sept, c'est un chiffre chanceux, ça va nous porter chance.


Le 14 novembre 2019, nous commencions enfin le TEC, par une échographie au jour trois de mon cycle menstruel. Notre rendez-vous étant très tôt le matin, nous avions arrêté au restaurant pour prendre un petit déjeuner à emporter. Le service était extrêmement long et il y a eu de multiples erreurs dans notre commande. J'étais de mauvaise humeur alors que la journée ne faisait que commencer. Nous sommes quand même arrivés à temps à notre rendez-vous à Montréal, mais tout juste. Il y avait eu un peu de circulation et un détour à effectuer, mais heureusement la route était belle. Pendant le trajet, Marc et moi discutions de plein de choses comme à chaque fois. Nous parlions de notre futur mariage, des prochaines étapes en fertilité, du travail, des rénovations dans notre maison et aussi plusieurs autres sujets. C'était le moment parfait pour discuter, avec de la musique en arrière-plan.

Quelquefois, le trajet était beaucoup plus pénible, car nous nous obstinions sur des sujets de conversation. Il faut dire que nous n'étions pas toujours à notre meilleur. Les nombreux allers-retours, les médicaments, la charge mentale et le travail nous épuisaient. Cette journée-là, lors de l'échographie, le médecin m'annonça que j'avais une masse, mais elle était due à la ponction. Il nous rassura qu'elle disparaîtrait et que c'était normal. Nous pouvions tout de même commencer le TEC, je n'étais plus en hyperstimulation. Nous étions contents. J'allais tomber enceinte très bientôt. De retour vers la maison, nous arrêtâmes dans le stationnement d'un magasin. J'y avais laissé ma voiture afin d'aller travailler. Marc, de son côté, continua son chemin en direction de la maison. Il était en congé, mais moi, je devais travailler. Je m'absentais tellement que je n'avais pas le choix de procéder ainsi, sinon ma paye serait trop maigre à la fin de la semaine. De plus, je ne pouvais pas vraiment faire du temps supplémentaire. Je devais retourner à la garderie pour prendre Bryan et mes tâches au travail s'effectuaient principalement de jour. Et de toute manière, je n'avais pas la force de travailler tard. J'étais déjà bien fatiguée par les quatre heures de route à chacun des rendez-vous. Ça me faisait de grosses journées. Nous commencions même à parler dans mon dos et je me faisais niaiser par mes collègues. Ils me disaient :

— Ouin, j'aimerais ça moi aussi être cadre et prendre plein de journées de congé.

Ou encore :

— Ton cadran ne t'a pas réveillée ? Tu faisais la grâce matinée ?

— Non, j'avais un rendez-vous, leur répondais-je toujours.

Et ils me relançaient tout de suite :

— Ah ! Oui, un rendez-vous pour un autre job.

J'avais beau me défendre, le même discours revenait toujours. J'essayais de prendre ça à la blague et de feindre un sourire, mais ça m'énervait éperdument.

Le soir venu, je commençai ma médication. Je devais prendre deux pilules de Letrozole oralement pendant cinq jours. Ce médicament sert à la maturation de mes follicules pour produire un ovule. C'est seulement un petit coup de pouce pour être certaine d'avoir un cycle ovulatoire. Je le prenais avant de me coucher pour éviter les effets secondaires. J'avais tout de même des bouffées de chaleur et un peu mal à la tête, mais c'était endurable. Aussi, je devais effectuer des tests d'ovulation à chaque matin pour être certaine de ne pas ovuler précocement. Idéalement, je devais ovuler artificiellement afin de connaître le moment exact de mon ovulation pour transférer l'embryon cinq jours plus tard. Pour une meilleure précision, je prenais également ma température au réveil, avant même de déposer un pied au sol. Le fait de prendre sa température au réveil tout le long d'un cycle menstruel permet de créer une courbe avec des variations de température et ainsi prédire l'ovulation. Au moment de l'ovulation, la température chute significativement et ensuite remonte pour demeurer plus élevée le reste du cycle menstruel. C'est une technique que les grand-mères utilisaient énormément pour prédire leur période de fertilité et prévoir leur famille. Ça m'aidait beaucoup plus que les tests d'ovulation où je voyais très peu de variation de couleur à cause de la condition de mes ovaires qui sont à apparence polykystiques. Mon protocole pour le TEC était qualifié de naturel, où il y a une légère stimulation ovarienne et l'ovulation est déclenchée au moment opportun. En somme, l'objectif est de suivre mon cycle menstruel à la loupe et de transférer l'embryon dégelé à l'intérieur de ma cavité utérine au moment-même où mon ovule mature arrivera du voyage de la trompe de Fallope. Mon corps sera alors dans les conditions idéales pour favoriser l'implantation de notre petit bonheur à l'intérieur de mon endomètre. Le médecin vérifiera avant de déclencher l'ovulation que l'épaisseur de mon endomètre est assez élevée pour que l'embryon s'y implante. Ce n'est qu'une fois rendu à l'intérieur de cette couche qu'il va se connecter à mon réseau sanguin et poursuivre son développement pour devenir éventuellement une petite crevette. Il existe d'autres sortes de protocoles pour le transfert d'un embryon, le médecin choisit selon les problèmes respectifs.

Quelques jours plus tard, au jour douze de mon cycle menstruel, nous avions enfin un rendez-vous à Montréal pour une échographie vaginale. J'étais contente car j'approchais de plus en plus de mon but. Mon corps avait bien travaillé et j'étais déjà bientôt prête pour déclencher l'ovulation. Deux de mes follicules avaient grossit autour de seize millimètres. Pour déclencher l'ovulation, ils doivent être à dix-huit millimètres, donc, dans une journée, je m'injecterais du Ovidrel à 23 heures. C'était la seule injection de tout le TEC. Une fois le médicament administré, j'ovulerais dans 36 heures et lorsqu'il y a ovulation, je serais à mon jour zéro. Le lendemain soir, Marc et moi, avions veillé tard pour ne pas rater cette injection. Nous jouâmes au Rummy avec un petit café décaféiné. C'était un moment parfait avec la douce neige qui tombait à l'extérieur. Je me sentais bien et j'avais hâte au transfert d'embryon. J'adore jouer à ce jeu avec lui. Il faut dire que je gagne souvent, mais ça nous permet de passer de beaux moments ensemble. Cette soirée-là, Marc me raconta ses problèmes au travail avec le syndicat. Il m'exprima :

— Je suis exaspéré de travailler-là, on dirait que je fais toujours la même chose. L'entreprise engage des gens qui n'ont pas de carte de compétence et c'est toujours moi qu'on appelle pour les gros travaux, car les autres ne savent rien faire.

Je l'écoutai me parler de ses problèmes et l'encourageai à trouver un autre emploi. Il approuva :

— Oui, c'est vrai, mais ce n'est pas le moment présentement. Je veux être présent pour toi et mon emploi me permet de prendre des congés, contrairement à si je commence un nouveau travail.

Il avait parfaitement raison et c'était pareil de mon côté. Je commençais de plus en plus à détester l'ambiance à mon travail, une grève étant même imminente. Je devais rester encore quelques semaines, le temps de tomber en retrait préventif. Le moment de l'injection arrivait mais je n'avais pas peur. J'étais rendue habile et habituée à cette douleur. L'injection se déroula à merveille et nous sommes allés nous coucher rapidement pour être en forme le lendemain.

Mardi le 26 novembre au soir, soit à la journée de mon ovulation, je devais commencer à m'insérer, à l'aide d'un applicateur, une capsule d'Endometrin dans la cavité vaginale et ce, deux fois par jour, jusqu'à huit semaines de grossesse. C'est de la progestérone qui favorise l'implantation de l'embryon et maintient la grossesse. Les femmes en produisent naturellement, c'est simplement un supplément pour soutenir. Je devais, à partir de ce jour, porter des petites serviettes sanitaires, car ce médicament coule énormément. Ça ressemble à une pâte blanche granuleuse comme de la craie. C'était très désagréable cette sensation de mouillé, mais je n'avais pas le choix d'endurer. Ça me rendait irritable moralement. Et comme tous les médicaments en fertilité, il y a plusieurs effets secondaires déplaisants, tel que : crampes abdominales, irritations vaginales, douleurs mammaires, maux de tête, fatigue, constipation et nausée, c'est tellement agréable ! Bref, j'essayais de garder le moral et mon chum aussi. Il était mon ancre de bateau et je m'y accrochais. Marc marchait constamment sur des œufs avec mon humeur, mais réussissait toujours à m'épauler et à me faire rire. L'ensemble des démarches en fertilité met le couple à rude épreuve, mais Marc était merveilleux avec moi. Quelques jours passèrent, puis la veille du transfert d'embryon, la clinique m'appela pour m'annoncer qu'un bel embryon 5aa avait dégelé avec succès. J'étais heureuse mais pas surprise de cette nouvelle. Le médecin m'avait raconté qu'il y a seulement 10% de perte lors de la décongélation de l'embryon, ce qui m'avait rassurée amplement. L'embryologiste avait choisi d'utiliser un de nos très bons embryons. Les embryons sont premièrement catégorisés selon leur grosseur et leur stade de développement ; 1 étant un très jeune blastocyste et 5 est un blastocyste qui a pris beaucoup d'expansion et qui est sur le bord d'éclore et 6, il a éclos. Ensuite, la première lettre désigne la qualité du bouton embryonnaire et la dernière lettre désigne les cellules en charge du développement du placenta. Les embryons sont catégorisés de A à D mais les cliniques conservent principalement des A et des B. Il est possible qu'elles gardent parfois des catégories C. Cependant, ce sont seulement des indicateurs visuels, il se peut très bien qu'un embryon faiblement classé donne un beau bébé en santé et qu'inversement, un embryon très bien classé ne fonctionne pas. Il est possible de tester les embryons en prélevant quelques cellules avant leur cryogénisation pour dépister les anomalies génétiques et chromosomiques et ainsi choisir le bon embryon à transférer. En revanche, cette technique de dépistage préimplantatoire est très coûteuse et ce n'est pas non plus garanti à cent pour cent que l'embryon va s'implanter, mais améliore tout de même les chances que cela fonctionne. Dans mon cas, je ne savais même pas que ça existait quand il aurait été le temps de le faire. Je ne l'aurais de toute façon pas fait vu les grosses sommes que nous coûtait la FIV. Selon moi, j'avais de très bonnes chances de tomber enceinte puisque que je n'avais pas de problème de fertilité comme tel. J'avais déjà eu un enfant naturellement et je me disais pourquoi débourser encore plus pour seulement nous informer des embryons possédant un pourcentage de réussite plus élevé. J'avais confiance que j'allais tomber enceinte et ce, tout de suite après le transfert d'embryon.

Le lendemain matin, nous envoyâmes Bryan se faire garder chez mes parents. C'était un beau dimanche ensoleillé mais frisquet. Nous étions tellement de bonne humeur car la vie nous souriait enfin. Je m'étais frisé les cheveux et je m'étais habillée proprement. Je voulais être belle pour la rencontre avec mon petit coco. C'était stupide et inutile mais j'en avais envie. J'avais mangé des ananas ce matin-là, j'avais lu que ça pouvait aider à l'implantation alors j'en avais achetés plusieurs à déguster dans les prochains jours. Nous étions le 1er décembre 2019, soit cinq jours post-ovulation. C'était nécessaire d'attendre puisque l'embryon avait déjà cinq jours de vie. Nous étions partis à l'avance pour être certain d'être rendus à la clinique pour 10h00. Je devais avoir la vessie pleine lors du transfert, j'emmenai donc une bouteille d'eau pour la route. Nous arrivâmes quarante minutes à l'avance à la clinique, car il n'y avait pas eu beaucoup de circulation. J'avais déjà bu entièrement ma bouteille d'eau et j'avais très envie. Je ne puis m'empêcher d'aller aux toilettes en arrivant, mais je remplis à nouveau ma bouteille avec l'eau du robinet. Je me disais que j'avais le temps. L'infirmière nous accueillit ensuite vers la même salle de réveil que lors de la ponction. Elle me demanda encore une fois de vêtir une jaquette et à Marc, une tunique d'hôpital. Puis, elle nous demanda nos renseignements personnels et une signature pour consentir au transfert d'embryon. Elle avait un air enjoué et un accent français. C'est la première fois que je la voyais et j'étais contente que ce soit elle, au lieu de l'infirmière à la voix stridente. Elle me questionna sur la quantité d'eau que j'avais bu. Puis, après quelques minutes, le médecin m'appela dans la salle d'opération. Heureusement, Marc pouvait m'accompagner dans cette salle que je redoutais un peu. Je craignais d'avoir encore mal. J'avais eu l'impression que l'infirmière avait lu dans mes pensées, car elle me rassura :

— Ne t'inquiète pas, ça ne fait pas mal comme lors de la ponction. Installe tes pieds dans les étriers, le médecin s'en vient.

Je m'exécutai alors sans attendre. Marc s'assit sur le petit tabouret noir tout près du lit d'opération. Le médecin arriva et nous salua. Il s'assit à son tour sur le tabouret situé devant mes jambes écartées. Quand tu es en fertilité, tu montres tellement souvent ton vagin que la gêne se dissipe un peu. Il fit signe à l'infirmière de mettre la sonde sur mon ventre. Sur l'écran devant moi, je voyais mon utérus de côté et un cercle noir qui était, selon le médecin, ma vessie. Il me souligna sèchement :

— Tu n'as pas assez bu d'eau, retourne dans la salle d'attente, je vais passer quelqu'un d'autre en attendant.

J'étais fâchée contre moi-même et ça m'avait rendue nerveuse. Je n'avais pas suivi à la lettre leur indication. L'infirmière me donna deux petites bouteilles d'eau à caler. J'avais quinze minutes devant moi pour me remplir en buvant le tout. Je bus en vitesse, bien que j'eusse déjà très envie d'aller aux toilettes. Je ne savais pas qu'il fallait que ma vessie soit sur le bord d'exploser pour faire le transfert. Je retournai ensuite dans la salle d'opération quand mon tour arriva. Le médecin était un peu expéditif et s'empressa de regarder avec la sonde échographique si ma vessie était assez pleine. Il pesait quand-même très fort sur mon ventre et je me retenais de toute mes forces pour ne pas uriner sur lui. Il avait l'air satisfait de la grosse masse noire sur l'écran et j'étais soulagée. Il introduit ensuite un spéculum pour avoir accès à mon col utérin. Il ajouta ensuite :

— Bon, on va être prêt.

Je pensais qu'il s'adressait à moi mais il parlait à l'embryologiste qui était derrière une petite fenêtre au fond de la pièce.

— Est-ce que vous êtes bien Marjorie et Marc-André ? redemanda l'infirmière.

Nous avions répondu oui à l'unisson. Elle nous questionna ensuite sur notre nom de famille et notre date de naissance à chacun. L'embryologiste écoutait nos réponses et dit à son tour les informations inscrites sur l'étiquette indiquant notre embryon. Cela correspondait.

— Parfait, on peut procéder ! déclara le médecin.

Nous vîmes alors sur un autre écran, plus loin au fond de la salle, notre embryon. J'étais émue et je retenais mes larmes. Marc avait remarqué mon état d'esprit bien que j'eusse été discrète. Il me fit un sourire. L'embryologiste aspira le blastocyste à l'intérieur d'un petit cathéter puis le donna au médecin par la fenêtre exiguë. Le médecin introduisit ce petit tube à travers mon col. Ce n'était pas douloureux étonnamment. J'étais seulement très inconfortable à cause de l'infirmière qui pesait sur ma vessie pour afficher clairement l'intérieur de mon utérus à l'écran. Ensuite, il nous expliqua que nous allions voir passer une première bulle d'air, puis l'embryon, et une seconde bulle d'air. Je regardais attentivement l'écran pour ne pas manquer ce moment. Je vis alors un petit point blanc lumineux parcourir le cathéter et se déposer à l'intérieur de mon col. Le médecin retira délicatement le tube et le redonna à l'embryologiste. De son côté, elle vérifia à l'aide d'un microscope que l'embryon avait bien été transféré. Elle confirma ensuite au médecin son absence du cathéter. Le médecin me prit la main et la déposa sur mon ventre en disant :

— Maintenant, le petit coco est bien au chaud dans sa maman. Bonne chance à vous deux !

Je le remerciai d'une petite voix. Il retira le spéculum et me permit d'aller à la toilette vider ma vessie. Je ne me fis pas prier pour me lever. J'allai en toute vitesse et sans faire de détour vers les toilettes puis vidai ma vessie avec satisfaction. Je me rhabillai avec mes propres vêtements. Une fois sortie des toilettes, l'infirmière vint nous livrer une photo de notre embryon. Il était inscrit Hatching Blastocyte 5aa. Je lui demandai ce que ça voulait dire. Elle nous expliqua que les embryologistes avaient donné un petit coup de laser à l'infrarouge sur notre embryon pour y percer l'enveloppe qui le recouvre et ainsi favoriser son éclosion pour qu'il puisse s'implanter plus facilement. Elle nous prodigua également des conseils pour les jours à venir tels que continuer l'Endometrin et l'acide folique ainsi qu'aller marcher trente minutes avant de quitter pour aider à ma circulation sanguine. Ce que nous fîmes autour du stationnement de la bâtisse.

En revenant vers la maison, Marc mit sa main sur mon ventre et m'annonça :

— Félicitations Maman, tu es enceinte.

Je lui fis un beau sourire avec des yeux pétillants.

— Oui ! Je suis enceinte, lui dis-je à mon tour.

Nous étions aux anges et confiants que ça allait fonctionner. En arrivant à la maison, je voulais relaxer. Je me déshabillai, mis mon pyjama, puis, m'étendis sur mon lit. Les couvertures étaient fraîches mais c'était agréable. J'avais chaud ces temps-ci. Marc me proposa de faire l'amour très doucement simplement pour exposer mon utérus au sperme. Il avait raison et je n'y avais pas pensé sur le moment. Nous avions lu là-dessus précédemment dans une recherche scientifique. Ça aiderait à l'implantation et au développement de l'embryon, car le sperme contient des substances qui déclencherait en moi une tolérance immunitaire. Ensuite, nous avions fait une sieste d'une heure pour se remettre de la journée éprouvante. Mes parents vinrent raccompagner Bryan à la maison et nous leur avions raconté le déroulement des événements. Ils étaient contents pour nous et avaient hâte de connaître l'issue du transfert. Maintenant, je devais attendre deux semaines avant de faire une prise de sang pour savoir si j'étais bel et bien enceinte. Les jours passèrent et j'essayais de reconnaître les petits signes qui m'indiqueraient une grossesse. Mais il était très difficile de se fier à des symptômes de crampes, de maux de seins ou de nausées, car l'Endometrin me donnait déjà ces symptômes. Si je le voulais, je pouvais commencer à faire des tests de grossesse trois jours après le transfert de mon embryon. Cependant, il est possible à ce stade de voir une ligne très pâle due à l'Ovidrel, mais je n'en avais pas. C'était correct comme cela, car il était encore très tôt. J'examinai attentivement les tests de grossesse avec une lampe de poche pour être certaine de la présence d'une ligne quelconque. Je n'en voyais pas encore. Je fis ce manège deux autres jours, quand je vis pour la première fois depuis longtemps, une belle ligne rose. Marc était dans la cuisine et vint me voir quand je m'écriai :

— C'est positif !

Il était tout excité, lui aussi, mais voulait regarder par lui-même. Il regarda attentivement et puis se retourna vers moi, me prit par la taille et me souleva du sol contre lui. Il était ému et tellement heureux. Dans ma tête, je le savais que j'étais enceinte et que ça allait fonctionner. Nous avions tout fait pour que ça marche et nous récoltions le fruit de nos efforts. Le lendemain, je refis un test de grossesse et ce fut encore positif. Nous étions tellement contents et énervés. Ce soir-là, nous avions été invités à un souper familial et nous n'avions aucune retenue. Nous étions incapables de garder ça pour nous, d'autant plus que notre famille suivait déjà nos démarches. Nous annonçâmes la grossesse en plaçant des suces dans le centre de table et dans le salon. Tout le monde était vraiment ravis pour nous et nous félicita. Nous leur avions expliqué qu'il restait à faire une prise de sang mais que nous avions eu deux tests de grossesse positifs. Bryan avait également compris la nouvelle à cette soirée-là et il était bien content d'envisager la venue d'un petit frère ou d'une petite sœur.

Quelques jours passèrent, j'étais toujours aussi heureuse et rayonnante. Au travail, j'avais gardé le secret, car j'attendais la prise de sang pour débuter la paperasse pour mon éventuel retrait préventif. J'avais grossi, pas nécessairement à cause de ma grossesse, mais à cause de toute la médication prise depuis le début des traitements in vitro. Sachant ma grossesse, je cachais mon ventre avec une veste en dessous de mon sarrau. Le matin de ma prise de sang, je m'étais rendue à Montréal en espérant avoir la réponse plus rapidement. L'infirmière m'indiqua que j'aurais pu la faire à l'hôpital près de chez moi, car les délais sont semblables. J'étais sereine et elle me questionna si j'avais une petite idée du résultat. Je lui avais fait signe que oui en flattant mon ventre. Elle me fit un sourire en coin.

— Bonne chance.

De retour à la maison, je fis mes petites tâches ménagères pour m'occuper l'esprit. Une fois tous les vêtements pliés, l'aspirateur passé et les planchers lavés, je m'assis devant la télévision. J'étais de plus en plus nerveuse et j'avais les mains moites. Mon téléphone était juste à côté de moi et je regardais de temps en temps en sa direction pour être sûre de n'avoir pas manqué l'appel. Marc était revenu de son travail plus tôt que prévu. Je lui avais écrit que je n'avais pas reçu l'appel et il avait décidé de venir me rejoindre pour l'annonce. De toute manière, il n'avait plus rien à faire et se tournait les pouces. J'étais contente qu'il soit là avec moi. Vers 16h30, mon téléphone sonna enfin. J'avais attrapé mon téléphone à une vitesse phénoménale et répondu en mettant le son sur haut-parleur afin que Marc puisse entendre. C'était l'infirmière, celle qui avait manqué la prise de sang lors de la ponction, j'ai reconnu sa voix aiguë désagréable. Elle me demanda ma date de naissance et mon nom pour être certaine de dire le bon résultat à la bonne personne. Puis, elle déclara :

— Votre taux de HCG est de vingt-quatre.

— Oui ! Alors je suis enceinte ?

— Non, vous allez sûrement faire une fausse couche, ce n'est pas assez élevé comme taux. Est-ce que vous avez des saignements ?

Marc et moi nous regardâmes dans les yeux mais avec le regard vide. C'était comme une gifle en plein visage. De plus, elle avait tellement un ton dépourvu d'empathie.

— Non, je n'ai pas de saignements, ni rien. Mes tests de grossesse sont positifs, je ne comprends pas.

Elle lâcha alors en respirant fortement :

— Je vais vous envoyer une requête pour une autre prise de sang. J'acquiesçai puis raccrochai. J'étais démolie, je ne comprenais pas comment je pouvais avoir un taux de HCG sans être réellement enceinte. C'était la première fois de ma vie que ça arrivait. Marc quitta vers la cuisine sans rien dire. Je le rejoignis, il était assis par terre contre un mur, les deux mains dans le visage. Je m'accroupis à côté de lui et le serrai dans mes bras. Il s'était mis à pleurer et moi aussi. C'était comme un coup de poignard dans le cœur. Nous étions tellement convaincus que j'étais enceinte. Marc lâcha un cri de colère. Puis, il s'exclama :

— On n'y arrivera pas, Dieu ne veut pas que j'aille d'enfant. Pourquoi tout arrive à moi !

Il était devenu furieux et se leva d'un coup. Il prit ses clés et s'en alla avec sa voiture. Je me sentais comme si je l'avais lâché et que je n'avais pas été capable de lui donner ce qu'il désirait tant. Je restai là assise par terre à errer dans mes pensées pendant plusieurs minutes. Il revint de sa balade en voiture. Son état d'esprit avait changé, il me prit la main pour me lever du sol. Je le regardais droit dans les yeux. Il me confia :

— Je t'aime mon amour.

Il déposa ses lèvres sur les miennes et nous nous embrassâmes tendrement mais tous les deux avec le cœur lourd. Nous avions passé une mauvaise soirée, les deux dans notre tête et nous nous étions couchés tôt.

Deux jours plus tard, je refis une autre prise de sang et l'infirmière me rappela dans l'après-midi.

— Votre taux a augmenté à trente et un, mais ce n'est pas encore assez élevé.

Je l'interrogeai sur les chances que ma grossesse se poursuive. Elle répondit sans aucune hésitation :

— Pratiquement aucune. Tu as fait une grossesse biochimique. Tu dois arrêter la progestérone pour évacuer le tout et ensuite tu vas pouvoir recommencer au mois prochain si ton taux retombe à zéro.

Je n'étais pas surprise cette fois-ci. En revanche, je restai avec un peu d'espoir au fond de moi, mais je n'en parlai pas à Marc. Cette soirée-là, j'arrêtai ma médication et le surlendemain, je saignai. À la vue du sang, la miette d'espoir qu'il me restait s'envola. Mes saignements étaient très abondants, avec des caillots. J'aurais été enceinte de cinq semaines si ça avait fonctionné. Nous étions le 16 décembre 2019 et Noël s'en venait à grands pas. La maison était déjà décorée mais nos cœurs n'étaient plus à la fête. Il a fallu annoncer à nos proches la mauvaise nouvelle. Le problème était que nos mères avaient raconté la nouvelle de ma grossesse à certains membres éloignés de notre famille. Marc avait également reçu l'appel de l'urologue de Montréal pour lui annoncer que son tour était venu. Deux jours plus tard, il se faisait opérer pour l'ablation de sa varicocèle. Ce fut un petit baume pour notre espoir. Nous souhaitions que dans les trois mois subséquents, ses spermatozoïdes allaient augmenter considérablement. L'opération s'effectua sans trop de douleur avec l'aide du Fentanyl. Le médecin avait seulement incisé au niveau de l'aine, de la grosseur d'une pointe de crayon pour aller y rentrer des tiges et de la colle nécrosante. Le but étant de détruire ses trop nombreuses veines au niveau des testicules, qui faisaient augmenter la température interne de son sac testiculaire. Marc n'avait pas eu trop de difficulté à s'en remettre, il était légèrement enflé et devait s'abstenir de tout acte sexuel pendant un minimum de deux semaines. Le 24 décembre, nous étions invités dans une salle où se rassemblait toute la famille de Marc. Nous avions déjà dit que nous y serions, mais quand ce fut le moment, ça ne nous tentait plus du tout. Je m'étais mise une robe mais je craignais que l'on me félicite pour ma grossesse. J'avais un petit ventre dû au traitement in vitro qui pouvait ressembler à un début de grossesse. Nous allâmes à cette fête de reculons. Finalement, certaines personnes savaient pour notre perte, et nous consolèrent avec des mots de bienveillance. Je me souviens d'être allée pleurer dans les toilettes au sous-sol, car c'était trop pour moi. C'était gentil de leur part, mais ça touchait trop des cordes sensibles. Une fois ressaisie, j'essayai de ne plus y penser et de m'amuser un peu. Il était tard et certaines personnes allaient à la messe de minuit à l'église située à côté de la salle où nous étions. Marc et moi décidâmes de les suivre. Ce fut une très bonne idée et ça nous fit du bien. J'avais pu faire une petite prière et Marc aussi. Le lendemain, nous allâmes souper chez mes parents. Ma famille me questionna sur ce qui s'était passé et pourquoi je n'étais plus enceinte. Je répondis du mieux que j'ai pu et le plus concis possible. Je ne voulais pas élaborer plus que nécessaire, car je craignais d'exploser et de me mettre à pleurer. Marc me prenait par les épaules pour me soutenir moralement quand j'expliquai le tout. Une fois dit, personne ne m'en reparla et heureusement, car je n'aurais pas été capable d'en reparler. Nous retournions chez nous, le cœur lourd mais heureux que Noël soit terminé. Nous avions enfin la paix et la vie reprenait son cours normal.

# 9. LE DOUTE

La cérémonie du baptême et les festivités à la maison achevées, les derniers invités partent et nous nous affalons sur le divan. Marc me regarde droit dans les yeux et s'exclame avec un air abattu :

— C'est vraiment épuisant recevoir.

— Oui, tu as raison ! La prochaine fois, on va faire ça au restaurant, lui dit-je tout aussi éreintée.

Je me lève de ma place pour aller me servir un verre de jus. Le réfrigérateur déborde de restants du buffet et le jus est tout au fond.

— Nous sommes voués à manger des restants, Loup, on n'aura pas le choix !

J'ai préparé trop de nourriture comme l'avait prédit Marc. Je reviens le voir au salon, il me fait un sourire, ça lui fait grand plaisir de me remettre sa prédiction au visage. Nous passons la soirée tranquillement devant la télévision. Pendant une pause publicitaire, Marc me dit en s'approchant de moi :

— Je ne sais pas si j'aime mon nouveau travail, je ne me sens pas à ma place.

Je le regarde d'un air découragé.

— Tu ne te laisses pas le temps ça fait juste un mois que tu es là, tu es encore en formation.

— Je ne fais pratiquement rien et je n'aime pas l'environnement de travail là-bas.

— Eh bien, regarde d'autres offres et tu n'as qu'à changer.

Il se met à rire.

— Tu penses que c'est facile de changer comme sur un dix cents, ça ne fonctionne pas comme ça. De toute manière, je n'ai pas bien le choix de m'habituer, je ne trouverais jamais un emploi aussi bien payé.

— Mon amour, je veux juste que tu sois heureux, laisse-toi le temps, peut-être que tu vas aimer ça.

Il me fait un signe de tête approbateur et regarde vers la télévision. Quelques minutes plus tard, nous nous préparons à nous coucher. Marc change la couche d'Augustin pendant que je prépare son biberon. Une fois le bébé repu et endormi, nous fermons les yeux et nous endormons à notre tour très rapidement. Le lendemain, je me réveille à 7h00 avec le petit collé près de mes seins. Il s'est réveillé cette nuit vers 4 heures et il ne voulait pas se rendormir. J'ai utilisé les grands moyens, il dort toujours mieux lové contre maman. Je me lève et prends un bon café avec Marc qui est déjà dans la cuisine. Augustin me sourit avec sa bouche pleine de céréales. Il est de bonne humeur le matin contrairement à Marc qui me dit au revoir avec un air abattu. Marc part de la maison en fermant la porte de côté assez fort. Il n'est pas fâché, seulement notre porte ferme mal et nous n'avons pas le choix de la fermer plus raide, sinon elle reste entrouverte. Bryan monte les escaliers vers la cuisine, le bruit l'a réveillé. Ce n'est pas si mal, car il est déjà l'heure qu'il se lève pour aller à l'école.

— Bon matin mon grand ! Qu'est-ce ce que tu veux manger pour déjeuner ? lui dis-je.

— Je veux des œufs et du lait, répond-il d'un air joyeux.

— Pas de problème, je vais te préparer ça.

Je me mets à la tâche et lui sert ce qu'il avait demandé. Une fois tout le monde nourri et habillé, nous sortons à l'extérieur pour attendre l'autobus scolaire. Je m'assis sur un bloc de béton, le bébé sur mes genoux et je regarde Bryan jouer à chercher des vers de terre. Il me rappelle mon enfance à moi. Je me questionne si j'aimerais passer mes journées à regarder des enfants jouer. Je ne sais pas si je veux m'ouvrir une garderie ou pas. Ai-je assez de patience ou de talent pour gérer six petits cocos en même temps tous les jours ? Ce que je sais, c'est que je ne veux pas retourner à mon emploi actuel et que je n'ai pas de garderie pour Augustin. Je vais essayer de retomber enceinte avant la fin de mon congé de maternité en novembre, mais ce n'est pas chose facile et je le sais. Mon plan B, c'est de m'ouvrir une garderie et ainsi rester à la maison avec Augustin. Je ne sais juste pas si ça va devenir mon plan A. Je dois étudier aujourd'hui pour mon cours d'université. Une belle idée qui m'est venue l'été dernier alors que j'étais enceinte d'Augustin. Je ne sais pas vraiment ce que je veux, c'est supposé améliorer mon avenir dans l'industrie alimentaire, mais je ne sais même pas si je veux continuer là-dedans. Je suis complètement mêlée dans mon esprit. J'ai de réels doutes sur ma carrière et à chaque fois que j'y pense, ça me donne mal à l'être. C'est un poids lourd à porter et j'aime mieux avancer en n'y pensant pas trop, même si ça revient souvent à mon esprit. Je ne sais pas si c'est mon emploi actuel qui m'a découragée, mais une chose est certaine, je déteste cet endroit au plus profond de moi. J'ai de la bave partout sur mes mains, je m'essuie sur mes pantalons et j'entends l'autobus approcher. Je sors de ma tête et crie :

— Bryan, vient me donner un bisou et prend ta boîte à lunch dans tes mains.

Il s'exécute et part en me faisait un signe d'aurevoir. Je lui rends un sourire et un bisou soufflé. Le petit autobus jaune quitte le quartier en direction de l'école et moi, je retourne à l'intérieur avec Augustin.

2020

# 9. LE DOUTE

Je n'étais pas allée au souper de Noël avec les collègues du travail car les relations étaient tendues. Ils parlaient dans mon dos et je le savais. Commençant à trouver ça trop lourd à porter, je révélai mon secret à certaines personnes seulement. J'envoyai un message texte à quatre de mes collègues les plus proches, celles en qui j'avais confiance. Je ne voulais pas que ça se rendent aux oreilles de ma supérieure ni du directeur. Je leur avais écrit brièvement mon histoire et nos problèmes. C'était une excellente décision et elles ont accueilli la nouvelle avec empathie. Une de mes collègues croyait que j'avais un cancer, alors elle était soulagée d'apprendre que ce n'était pas le cas. Une grande pression diminuait sur mes épaules, car j'avais dorénavant des personnes à qui me confier et je n'avais plus à leur mentir. Je devais seulement encore garder le secret à mes supérieurs. Dorénavant, lors de mes rendez-vous, je leur dirai que j'ai une rencontre médicale, mais sans plus. De toute manière, légalement, ils n'ont pas le droit de me questionner sur la nature de mon rendez-vous médical. Ça m'éviterait de mentir, seulement de dire partiellement la vérité. J'avais pris une bonne résolution pour le prochain TEC qui s'en venait à grands pas.

Le 2 janvier 2020, nous rencontrâmes notre médecin traitant à Montréal pour évaluer la cause de notre échec. Elle fit le tour avec nous et ne voyait pas pourquoi ça n'avait pas fonctionné. Cependant, elle souligna que nos chances de réussite augmentent plus nous faisons de transferts jusqu'à concurrence de trois. Premier transfert environ 40% de chance de réussite, deuxième transfert 60% et troisième transfert près de 80%. Ensuite, les chances stagnent autour de 80%. Nous étions satisfaits de savoir ça. La chance devrait être bientôt de notre côté, nous l'espérions du moins. Il nous restait encore six beaux embryons dans les cuves de cryogénisation et cette rencontre nous donna une petite tape dans le dos pour persévérer.

Le 15 janvier 2020, je débutai mon cycle menstruel et j'appelai à la clinique pour signaler le départ du TEC. J'eus mon rendez-vous le surlendemain pour une échographie. Tout était en ordre et je pouvais commencer le Letrozole le soir même, deux comprimés par soir pendant cinq jours. C'était le même protocole que la dernière fois.

Ensuite, le 24 janvier, nous étions conviés à notre deuxième échographie. Cette journée-là, je ne me sentais pas bien. J'avais un gros mal de gorge et je toussais. J'avais expliqué ma condition au médecin et il n'en fit pas de cas. Il me rassura que ça ne dérangeait en rien ma fertilité et qu'au contraire, parfois ça pouvait même favoriser notre succès car mon corps combattait une infection. Mon système immunitaire étant déjà occupé, ses défenses envers un corps étranger sont amoindries. Nous avions eu l'approbation pour déclencher mon ovulation le soir même car j'avais un follicule de dix-sept millimètres. Je m'injectai alors à 23 heures, le fameux Ovidrel pour ovuler 36 heures plus tard.

Le 30 janvier, j'étais seule au travail en train d'effectuer des analyses à l'infrarouge quand mon téléphone sonna dans mon sac à main et je me précipitai pour répondre. Je me demandais bien qui c'était, quoi qu'il en soit, je ne voulais pas manquer cet appel. Ça pouvait bien être Marc, la garderie de Bryan, ma mère, mon avocate ou bien la clinique de fertilité. Je répondis et une voix étrangère me salua. C'était inscrit numéro privé sur mon téléphone, alors je n'en avais aucune idée. Cette femme m'adressa :

— Bonjour, est-ce que je parle bien à Madame Marjorie Lamirande ?

— Oui.

— Oui, parfait, je suis Danielle Ruel, embryologiste à la clinique de fertilité. Je voulais simplement vous informer que nous avons décongelé votre embryon 3aa, mais qu'il n'a pas survécu, alors nous avons décongelé un autre de vos embryons. C'est un 4aa et il a de belles cellules et de très bonnes chances de succès.

J'étais désemparée et sous le choc. Avec ma voix étranglée, je lui répondis :

— Ah, d'accord merci beaucoup.

— Je comprends votre peine, mais si je peux vous rassurer, ça n'arrive pas souvent ct s'il cst mort en décongelant, il n'aurait pas plus fonctionné dans votre utérus. Vous avez la chance maintenant avec le 4aa qu'il se développe et s'implante avec succès.

Je lui ai murmuré en versant une larme auparavant retenue :

— Vous avez raison, mais c'est difficile à assimiler comme nouvelle. Merci beaucoup d'avoir pris le temps pour moi.

— Je vous comprends, vous avez le droit d'être déçue. Je vous souhaite de la chance pour la suite, prenez bien soin de vous.

Je la remerciai du fond du cœur et raccrochai. Mes larmes coulèrent de plus bel. J'étais triste car j'avais perdu un autre de mes bébés. Mes embryons, même s'ils n'étaient pas encore développés à l'état de fœtus, je les aimais d'amour et je voulais les protéger. J'étais heureuse que mon 4aa soit là et en pleine forme, mais vraiment déçue de la perte d'un petit coco. J'essayai de me ressaisir comme ma collègue entrait dans le laboratoire. Elle vit mes yeux rougis et me demanda ce qu'il s'était passé. Je lui racontai, mais je me suis remise à pleurer en le lui disant. Je ne lui expliquai pas tout en détails, mais brièvement que j'avais perdu un de mes bébés. Le soir, je racontai l'appel de la clinique à Marc. Il était lui aussi très déçu, mais moins pessimiste que moi. Il voyait ça d'un autre œil. Il était content dans un sens car nous aurions payé dans le vide si cet embryon avait été transféré et nous aurions perdu du temps. Il avait parfaitement raison et je comprenais tout ça, j'étais juste désappointée. J'aurais aimé que tous mes embryons fonctionnent et qu'ils soient viables pour un transfert. L'attitude positive de Marc m'aida à rester sereine pour le reste de la soirée.

Le lendemain matin, nous nous rendîmes pour le transfert de notre embryon. J'étais encore une fois fébrile de me rendre à ce fameux rendez-vous. J'allais enfin peut-être devenir enceinte aujourd'hui. Je ne m'étais pas frisé les cheveux cette fois-ci. Je m'étais habillé décontractée pour être le plus relaxe possible. Je prenais encore mes vitamines d'acides foliques et ma progestérone intra vaginale qui était toujours aussi désagréable. J'avais mangé mes fameux ananas frais et j'apportai une grosse bouteille d'eau. Bryan n'était pas chez moi cette journée-là, donc ça nous facilitait la tâche. De plus, j'étais résolue à ne pas boire toute mon eau durant le trajet, mais bien d'attendre vers la fin pour la boire. De plus, nous allions arrêter au milieu du voyage pour aller aux toilettes. Durant le trajet, Marc et moi nous amusions en chantant sur la musique qui jouait à la radio. Nous étions heureux et souriants. La route passa très rapidement, nous étions déjà rendus sur l'autoroute 40, tout près de Montréal. Nous allions embarquer sur un viaduc qui tournait légèrement quand soudain, la voiture devant nous fonça directement sur le côté du viaduc dans la rambarde. La voiture se retourna perpendiculairement à la circulation. Marc regarda rapidement dans son angle mort et changea de voie. Il avait évité de très près le jeune homme assis dans sa voiture. Si Marc n'avait pas eu ce réflexe, nous foncions sur cette voiture car il aurait été impossible de freiner à temps. L'automobile derrière nous a eu le temps de freiner de justesse et d'autres voitures s'étaient arrêtées. Nous nous stationnâmes devant la voiture accidentée et Marc téléphona à la police. L'adrénaline était à son point culminant dans mes veines. J'étais terriblement nerveuse, je ne pouvais pas manquer mon transfert d'embryon et nous avions failli foncer dans une voiture. J'allai voir si le jeune homme allait bien. Le pare-chocs de la voiture était écrasé et du liquide de refroidissement coulait sur le sol. L'homme regardait son téléphone et avait une cigarette de l'autre main. J'en déduis qu'il allait bien et revins dans la voiture. Marc était encore au téléphone avec la police. Il informa son interlocutrice sur la cause de l'accident, l'état du véhicule et du jeune homme. Puis, Marc demanda la permission de partir, car nous avions un rendez-vous médical important. Les policiers acceptèrent à mon grand soulagement car il n'y avait pas eu de collision avec notre voiture et il y avait d'autres témoins sur les lieux. Nous avions poursuivi notre route aussitôt, car l'heure avançait. Heureusement, nous étions partis plus tôt de chez nous comme à l'habitude, mais maintenant, nous allions arriver juste à temps. J'essayais de respirer et de me calmer les nerfs. Je devais être sereine et calme pour le transfert, ce qui était loin d'être le cas. Nous ne comprenions pas comment l'accident avait pu avoir lieu. Il faisait beau, ce n'était pas glacé ni enneigé. Nous discutâmes des événements et de la raison de l'incident. Nous en avons déduit que l'accident était dû à une inattention du jeune conducteur soit par un texto ou par autre chose. Le reste du trajet se déroula sans accro. Nous arrivâmes dans le stationnement de la clinique à l'heure pile du rendez-vous. Je calai le reste de mon eau et nous avons couru vers la porte de la bâtisse. J'étais nerveuse, car habituellement pour un TEC, nous devions arriver d'avance pour se changer et se préparer dans la salle d'attente. Nous n'avions malheureusement pas ce luxe. Je me présentai à la réception, le souffle court et annonçai mon arrivée pour le transfert d'embryon. Une infirmière vint à notre rencontre rapidement. Elle savait que j'étais en retard, mais n'en fit pas de cas. Elle nous donna simplement les vêtements à Marc et à moi et nous invita à nous changer rapidement.

Une fois changés et assis sur le lit de la salle d'attente, l'infirmière vint vérifier nos informations personnelles et s'informa sur la quantité d'eau que j'avais bu. Elle remarqua que j'étais terriblement nerveuse et me confia — Même si vous êtes un peu en retard, ce n'est pas grave. Le médecin a juste passé quelqu'un d'autre avant vous.

Je soupirai et lui expliquai notre mésaventure. Elle était étonnée d'entendre ce qui nous était arrivé et répondit :

— Wow, une chance que vous avez pu l'éviter ! Nous vous aurions attendu jusqu'à midi, si vous aviez dû rester sur les lieux de l'accident.

Marc rétorqua :

— S'il avait fallu attendre, j'aurais appelé un taxi pour que Marjorie se rende au rendez-vous.

Finalement, mon tour arriva. Le transfert se déroula sans problème et je reçus une belle photo de mon embryon 4aa. Nous décidâmes, cette fois-ci, d'aller marcher au centre commercial tout près pour faire du lèche-vitrines. Je devais m'activer une bonne demi-heure suivant le TEC et je voulais bien faire les choses. Une fois notre marche terminée, nous étions repartis. Rendus à la maison, je ne voulais pas faire de sieste ni m'allonger comme la dernière fois. Je voulais rester zen mais active. J'avais lu également plein de trucs de grand-mère pour favoriser la nidation. Je devais toujours garder mes pieds dans des bas chauds même pour dormir et ainsi garder ma chaleur corporelle, toutefois éviter les bains chauds. Je devais boire beaucoup de liquide, entre autres des boissons chaudes et préférablement sans caféine. Ce que je fis à la lettre, les jours suivants le transfert. Ma grand-mère était malade et j'étais allée à son chevet. Elle m'avait souhaité bonne chance dans la vie et ça m'avait redonné un peu d'espoir en nos chances d'avoir notre petit miracle. Malheureusement, seulement quatre jours après mon transfert, ma grand-mère mourut. J'étais totalement ébranlée par cette nouvelle si triste, elle qui était si forte. Nous allâmes à ses funérailles et je réussis tout de même à passer à travers cette épreuve. Je m'étais dit à moi-même :

— Elle va m'aider de là-haut.

Les jours passèrent et je n'avais toujours pas fait de test de grossesse, mais l'envie d'en faire un était presque incontrôlable. J'avais des petits tiraillements dans le bas du ventre, je ne savais pas si c'étaient des symptômes positifs ou négatifs. Ça pouvait être dû soit à la nidation ou aux menstruations qui approchaient ou même à la progestérone que je prenais quotidiennement. L'attente était interminable, quand enfin je reçus deux semaines plus tard, l'appel de la clinique de fertilité. J'avais la gorge nouée et j'attendais la réponse de l'infirmière. Elle avait fini par me dire :

— Désolée, c'est négatif.

Je ravalai ma salive avec difficulté et d'un air piteux je lui répondis :

— Ah, je le savais au fond de moi.

Elle me conseilla d'arrêter la médication pour que mes règles puissent arriver. Une fois l'appel terminé, j'allai dans ma chambre m'enfouir dans ma couette de lit. Je pleurai et pleurai, j'étais découragée. Je n'avais plus la force d'essuyer encore un échec. J'appelai Marc et l'avisai de la nouvelle.

— Ah…d'accord. On se voit tantôt, articula-il d'un air dépité.

Je ne comprenais pas pourquoi ça ne fonctionnait pas. J'avais tout, mais tout fait, pour que ça marche. Plus rien n'allait dans ma vie à ce moment précis. J'étais déprimée et harassée. Aussi, j'avais des problèmes avec mon ex, Gabriel et je devais aller en cour avec l'aide de mon avocate. Ma tête était surchargée d'émotions et j'étais royalement au bout du rouleau. Marc essayait du mieux qu'il pouvait de me remonter le moral, mais il était lui aussi très déçu et désemparé. Nos proches essayaient de nous donner des conseils avec les connaissances qu'ils avaient. Entre autres des phrases comme :

— Essayez de ne pas y penser, ça va fonctionner tout seul.

C'est comme lancer un enfant dans la piscine sans qu'il ne sache nager en espérant qu'il essaye de nager tout seul. C'est ridicule comme conseil quand tout ton univers est centré sur des rendez-vous en fertilité, des relations sexuelles planifiées, un cycle menstruel toujours suivi à la loupe et des échecs à répétition. Le lâcher-prise n'existe pas réellement en fertilité, le mot d'ordre est plutôt la planification. Nous avions tout de même écouté leurs conseils dans la mesure qu'il nous était possible, comme l'ajout d'un flotteur à un enfant dans la piscine.

Quelques jours plus tard, après discussion avec mon chum, nous décidâmes de commencer les préparatifs du mariage et avons déterminé une date ainsi qu'un endroit. Nous avions décidé de nous marier en septembre 2020. Selon certains, nous étions déjà en retard pour le choix d'une salle. Nous avions réussi à réserver une cabane à sucre où on faisait des mariages. La décoration était incluse et le repas également. Je trouvais cette formule parfaite, pas trop dispendieuse et simple à organiser. Nous ne voulions pas trop dépenser et n'avions pas le temps nécessaire pour tout faire. Je m'affairais aux préparatifs et ainsi, mon esprit n'était pas centré que sur la fertilité. Marc, de son côté, effectuait des travaux dans la maison pour, lui aussi, occuper son cerveau à d'autres projets.

Malgré les déceptions multiples, nous avions tout de même décidé de réessayer un autre TEC en mars 2020. Lorsque nous allions aux rendez-vous, nous nous disions :

— Il faut se dire qu'on va chez le dentiste.

Nous ne voulions pas trop y penser et nous faire des idées. Le tout se déroula bien, c'était le même protocole et il n'y avait pas eu d'accident cette fois-ci. Cependant, le 20 mars, soit deux jours avant le transfert d'embryon, je reçus un appel déstabilisant. La clinique était obligée de fermer et ce, la journée même pour une durée indéterminée à cause de l'annonce du gouvernement concernant la pandémie. La clinique médicale n'étant pas considérée comme essentielle à ce moment-là, tous les patients en plein traitement ne pouvaient même pas terminer ce qui était commencé. J'étais furieuse et très inquiète. L'infirmière me rassura sur l'aspect financier, la clinique allait nous créditer le TEC. En revanche, l'aspect indéterminé de la pandémie et la mise en veilleuse de notre projet me troublaient éperdument. L'infirmière ne connaissait pas plus l'avenir et je percevais aussi son inquiétude. Marc et moi étions maintenant pris au piège dans cette pandémie qui ne finissait pas de finir. Nous trouvions cette situation injuste et incompréhensible. Nous n'avions pas le droit d'avoir recours à des services de santé que nous payons de notre propre poche ! Pourquoi la clinique n'était-elle pas considérée essentielle ? Encore une fois, les problèmes de fertilité ne sont pas reconnus comme une maladie. Pourquoi les autres services de santé publics et privés étaient-ils ouverts et essentiels ? La fertilité était mise dans la même catégorie que les centres d'esthétique, les salons de coiffure et autres commerces. J'étais abasourdie par cette absurdité et j'étais tellement mais tellement en colère. Malgré nous, nous avions les mains liées et devions suivre les directives imposées. Heureusement, cela faisait trois mois que Marc avait eu son opération pour sa varicocèle et nous espérions que sa quantité de spermatozoïdes avait augmenté. Nous décidâmes de faire des essais bébés à la maison avec des tests d'ovulation. Nous n'avions rien à perdre, nous étions déjà en attente de la réouverture. Mais, à chaque mois, une déception arrivait lorsque du sang coulait dans la toilette. Je ne fondais pas tout mon espoir dans ces essais naturels, mais je me permettais de rêver qu'un miracle arrive comme par magie. Nos relations sexuelles étaient devenues planifiées et monotones lors de la période d'ovulation. Nous réussissions tout de même à nous sortir de cette platitude de temps à autre. Nous nous permettions des petites folies et nous nous aimions toujours autant. Marc avait réussi à avoir un spermogramme avec l'aide de son médecin de famille. Une semaine plus tard, Marc reçut les résultats. La situation s'était nettement améliorée, de zéro virgule treize millions pré-opération à sept millions post-opération. Ce n'était toujours pas assez pour être considéré normal, mais nous étions enchantés par cette nouvelle. C'était une petite victoire parmi tous ces échecs et ça nous permettait de rêver qu'un petit bébé pousse à un moment donné dans mon ventre.

Le 1er juin arriva à notre porte, l'été commençait tranquillement à s'installer et la chaleur aussi. Marc, Bryan et moi avions célébré cette journée si attendue avec un bon BBQ, de la bière et l'ouverture de notre piscine. Bryan était tout excité de se baigner enfin, mais Marc et moi étions excités par autre nouvelle. Le gouvernement avait annoncé la réouverture des cliniques de fertilité. Nous allions enfin pouvoir recommencer ce que le gouvernement nous avait durement coupé tout près de la date fatidique. Notre projet bébé allait pouvoir finalement se réaliser pour de bon. Malheureusement, grâce mon appel à la clinique, j'appris que nous allions devoir attendre un peu plus longtemps. La clinique devait se remettre sur pied, rappeler ses employés et tout mettre en ordre. De plus, les délais s'étaient allongés car plusieurs femmes voulaient reprendre leur traitement rapidement. Nous étions tout de même ravis que la clinique nous considère prioritaire, puisque notre processus de transfert d'embryon avait dû être arrêté en cours de route. Les gens dont les traitements n'étaient pas en cours au moment de la fermeture, durent attendre leur tour plus longtemps. Ainsi, nous avions pu nous inscrire en juillet pour le transfert à mon prochain cycle menstruel. J'avais exprimé ma joie à mes collègues de travail. Elles étaient contentes pour moi et nous souhaitaient que du positif cette fois. Marc, de son côté, n'avait jamais caché nos problèmes de fertilité et nos projets in vitro. Il a toujours été de nature bavarde et son travail n'était pas en jeu comme le mien. Au début de nos traitements, les gars à l'usine étaient contents pour lui, mais plus le temps passait, plus ils niaisaient Marc. Ils lui disaient entre autres :

— Est-ce que tu sais comment ça marche, veux-tu que je t'aide ?

— Elle n'est toujours pas enceinte !

— Je vais y aller à ta place et je vais lui faire deux ou trois enfants.

— Demande-lui à ta blonde si ça ne la dérange pas

— Moé, ma blonde est tombée enceinte juste en mettant mes boxeurs.

— On ne t'appellerait pas Starbucks.

C'étaient constamment des petites phrases en l'air pour faire rire, mais à la longue, ça lui pesait lourd sur les épaules. Il regrettait amèrement d'avoir parlé de cette information personnelle.

De mon côté, à mon travail, le climat était de plus en plus tendu. Le 30 juin 2020, les employés syndiqués déclenchèrent la grève. Étant employée du laboratoire, j'étais considérée cadre et non syndiquée. L'atmosphère était très pesante à l'intérieur des murs. Les grévistes faisaient du bruit, nous disaient des commentaires désagréables quand nous arrivions et avaient placardé toutes les fenêtres avec des étiquettes. Nous ne pouvions même plus voir à l'extérieur. La police venait souvent faire des rondes et des menaces s'échangeaient de part et d'autre. J'étais prise en sandwich et je ne pouvais même plus effectuer mes tâches habituelles. Mes supérieurs nous avaient repêchés et obligés d'œuvrer à la production. Ce n'était même pas mon travail et je le trouvais tellement long et redondant. De plus, je devais effectuer du temps supplémentaire que j'acceptai à l'occasion quand je n'avais pas Bryan à la maison. Ils nous remercièrent seulement avec quelques-uns de leurs produits en cadeau mais pas davantage monétairement. Je trouvais mon été loin d'être celui que je m'étais imaginé. De plus, nos vacances devaient être annulées faute d'employés. Certaines personnes me demandèrent d'effectuer encore plus de tâches et ce, même sans formation, ce qui s'avéra très dangereux. Cette fois-ci, je refusai, je ne voulais pas mettre ma vie en danger pour une entreprise et d'autant plus, celle-là. J'étais terriblement excédée de travailler pour eux, mais je supportais, car j'avais espoir de tomber enceinte bientôt.

Dans mon temps libre, je continuais la préparation pour le mariage qui arrivait à grands pas. Ça me permettait d'occuper mon esprit vers des pensées plus positives. Je commençais à regarder pour une robe de mariée. Je ne voulais pas débourser trop d'argent car les traitements in vitro passaient avant tout. Je regardais pour une location, une robe achetée en ligne ou une robe de seconde main. Après quelques recherches, je trouvai une robe usagée à mon goût et à ma taille dans ma région. J'appelai ma mère et nous allâmes la voir, le jour même de ma découverte. Lorsque j'enfilai la robe, je m'étais sentie tout de suite à l'aise et je ressemblais à une princesse. Je m'étais admirée devant le miroir de la penderie, elle m'allait bien et je m'étais même surprise à verser une petite larme. Ce n'était pas exactement la coupe que je m'étais imaginée. Je pensais plus à une robe moulante et en dentelle. Celle-ci avait un bustier en cœur et une coupe en A. Elle faisait un look romantique avec la dentelle fleurie sur le tissu d'un blanc pur. J'étais sortie de la chambre pour la montrer à ma mère. Elle me sourit de toutes ses dents et s'exclama :

— Oh oui ! Wow ! C'est elle qu'il te faut. Elle te fait parfaitement et te va à ravir.

Nous l'achetâmes et quittâmes avec la grosse robe bien installée sur le siège arrière de la voiture. J'étais satisfaite d'avoir trouvé ma robe si rapidement. J'avais l'impression que le mariage devenait maintenant encore plus concret qu'auparavant. Le soir, je racontai à Marc mon achat, mais sans lui montrer bien sûr. Je voulais préserver cette tradition jusqu'au mariage. Il était ravi des économies que j'avais faites et il me confia :

— Peu importe la robe, tu vas être la plus belle.

J'avais hâte de l'épouser, mais il y avait encore tant à faire.

Le lendemain, mon petit nuage de bonheur retomba. Je devais retourner au travail après une si merveilleuse fin de semaine. C'était une période de crise loin d'être agréable à vivre et les journées étaient longues et pénibles. Cette maudite grève dura jusqu'en fin septembre. En revanche, moi, mon TEC numéro trois avait débuté au début du mois d'août. Je décidai de prendre mes journées de vacances même si le propriétaire de l'entreprise m'avait fortement suggéré de les annuler avec des incitatifs. J'en avais besoin pour prendre des rendez-vous et pour relaxer après le transfert. Ce n'était pas mon emploi qui allait gâcher mes projets de vie personnelle.

Le 2 août 2020, j'avais eu ma première échographie et je débutai le Letrozole, le soir comme à l'habitude. J'étais heureuse de retourner à la clinique, même si Marc ne pouvait pas m'accompagner à cause des mesures sanitaires. Sa présence rassurante me manquait durant l'examen. Puis, arriva le 10 août, alors que j'eus une autre échographie pour savoir si mes follicules avaient grossi. Marc était venu avec moi en voiture, mais devait rester dans le stationnement. Je trouvais ça un peu spécial, car il était autant concerné que moi dans ce processus. Habituellement, ça se fait à deux un enfant, mais nous n'avions pas le choix de suivre les règlements. Quand je vins le rejoindre dans l'auto, il m'attendait avec un beau sourire. Il n'avait pas attendu trop longtemps et il me demanda :

— Et puis, est-ce qu'on est prêt à déclencher ?

— J'ai un follicule à dix-huit millimètres et mon endomètre est à neuf millimètres.

Marc était un peu rouillé à cause du temps qui s'était écoulé depuis le TEC précédent. Il s'enquit :

— Et ça prend combien déjà ? C'est correct pour déclencher ?

Je lui fis un sourire amusé et lui expliqua :

— Oui, tu ne te souviens pas ? Ça prend un follicule autour de dix-huit millimètres et un endomètre d'au moins de sept millimètres pour que l'embryon s'y implante.

Il leva les yeux au plafond d'un air pensif et fit un oui avec sa tête. Nous étions repartis en direction de la maison. Nous avions tous les deux congés et nous profitâmes du bel après-midi au soleil dans la piscine. Le soir venu, je m'injectai dans le ventre l'Ovidrel, puis nous allâmes nous coucher. Marc et moi nous regardions dans la pénombre. Il était si près que je sentais son souffle chaud dans mon visage. Il avait une odeur de menthe, ce qui n'était pas désagréable. Il m'embrassa et je me retournai de l'autre côté pour qu'il puisse me coller en cuillère. Marc me flatta les cheveux et les épaules. C'était très plaisant et rassurant. Il me murmura dans l'oreille :

— Nous allons l'avoir notre bébé. Nos deux grand-mères au ciel vont parler à Dieu pour qu'Il nous envoie un miracle.

Je m'endormis sereine et je me sentais chanceuse d'avoir un homme si merveilleux à mes côtés. Le 12 août au matin, Marc et moi avions envie de mettre toutes les chances de notre côté. Nous savions que mon ovulation allait avoir lieu dans les heures qui allaient suivre. Nous nous étions donnés l'un à l'autre sans pression, car tous les deux, nous le désirions ardemment. Ensuite, nous étions partis travailler chacun de notre côté en espérant que cela porterait fruit. Le transfert allait arriver dans quelques jours.

Ces cinq jours passèrent en un rien de temps, j'étais très occupée au travail et je ne voyais pas les journées filer. La fin de semaine avait été plaisante, mais mouvementée. Nous étions allés nous promener dans le vieux Québec avec Bryan, puis dans un parc aquatique. Ça faisait longtemps que nous n'avions pas fait une sortie en famille et pris du bon temps tous ensemble. J'avais reçu l'appel de la clinique le dimanche pour m'annoncer que mon 5aa avait bien décongelé et qu'il était maintenant classé 5ba. Elle m'assura que c'était sûrement une erreur de classement lors de la congélation, car il ne semblait pas s'être détérioré.

Le lundi matin, Marc et moi avions pris congé et nous étions rendus ensemble pour le transfert de notre embryon. Nous partîmes avec la voiture de Marc qui tenait à ce que nous l'utilisons en espérant qu'elle nous porte chance. Mais je craignais un peu que nous ayons un pépin, car elle était loin d'être récente. Arrivée là-bas, je devais me rendre seule à cause des mesures sanitaires. J'étais nerveuse de vivre ces émotions sans lui. J'attendais impatiemment dans la salle d'attente à l'entrée. La réceptionniste me dit qu'une infirmière allait bientôt venir me chercher pour m'installer dans la salle derrière, en vue du transfert. Malheureusement, le temps passait et j'étais de plus en plus nerveuse. En plus, ma vessie était pleine et je ne pensais qu'à ça. Je lui avais demandé plusieurs fois si mon tour allait arriver, car j'avais vraiment très envie d'uriner. Une trentaine de minutes plus tard, je n'étais plus capable de me contrôler. Je me levai et m'exprimai à voix haute :

— Là je vais devoir passer pour mon transfert ou aller à la toilette, car je vais me pisser dessus !

La réceptionniste me regarda stupéfaite.

— Oh ! D'accord, Bon, humm…attends-moi seulement une petite minute, je vais chercher une infirmière.

L'infirmière vint m'expliquer que le médecin avait pris un peu de retard, mais que mon tour viendrait bientôt. Elle me recommandait d'aller vider quelques gouttes d'urine dans la toilette. Je me dirigeai alors en vitesse vers la salle de bain, les jambes serrées. Je descendis ma culotte et urina un peu, puis arrêtai mon jet quelques secondes plus tard. C'était souffrant et un supplice de devoir arrêter, alors que ma vessie était toujours aussi pleine. Je retournai bredouille dans la salle d'attente et j'attendis encore une quinzaine de minutes avant qu'elle ne vienne me chercher. C'était la première fois qu'il y avait de l'attente et je n'avais pas trouvé cette situation très drôle. Le médecin nous demande d'arriver avec la vessie pleine et ça faisait longtemps que la mienne l'était ! Malgré tout, le transfert se déroula très bien et je fus toujours aussi émue de voir un de mes petits embryons sur l'écran. Une fois revenue dans la voiture, Marc m'attendait avec impatience. Je lui racontai ma mésaventure et lui montrai la photo de notre petit coco. Il était satisfait du déroulement malgré tout. De retour près de chez nous, nous nous étions arrêtés au restaurant pour dîner et profiter d'un moment ensemble. Nous avions espoir que cette fois-ci soit là bonne. Ça ne pouvait pas être autrement. Malheureusement, le 28 août, nous ravalâmes notre salive et notre brin de bonheur qui s'était installé. C'était encore un échec, je n'étais pas enceinte. Je ressentis de la frustration et ma patience commençait à s'épuiser. De plus, je vivais une situation déplaisante au travail. Il n'y avait donc rien de positif pour moi. Mon état d'esprit mental était au plus bas, j'étais déprimée. Marc n'avait pas non plus le cœur très joyeux. Nous essayions de nous épauler mutuellement même si tous les deux, nous souffrions en silence.

Une fois la grève enfin terminée à mon travail, il s'ensuivit de nombreux départs. Le directeur d'usine avait été remercié, le directeur de production avait décidé de quitter et l'acheteur aussi. La comptable ainsi que de notre directrice de contrôle de la qualité avaient également décidé de quitter. Certains postes n'avaient pas été comblés, entre autres, notre superviseure de la qualité. Ma collègue et moi cumulions plus de tâches et de responsabilités, mais avec seulement une faible augmentation salariale et aucun temps de plus à notre disposition.

L'ambiance était déprimante autant au travail que dans ma vie personnelle. Il n'y avait rien pour aider et je ne pouvais pas me sortir de cette situation. Je devais être patiente même si j'étais à deux doigts de craquer. Heureusement que Marc et Bryan me comblaient d'amour et que j'avais encore une once d'espoir quelque part cachée dans mon être. Je n'avais pas l'énergie pour tout terminer les préparatifs du mariage et nous étions en retard pour plusieurs éléments. De plus, la pandémie avait repris de plus bel et la fermeture des restaurants et des services non essentiels nous a forcés à repousser la date de notre mariage. Je n'étais pas déçue, au contraire, ça me laissait du temps pour continuer les préparatifs et mentalement, je n'étais pas prête. Je me sentais trop faible psychologiquement pour affronter cet événement heureux, mais très stressant à la fois. Nous n'avions plus qu'à attendre notre rendez-vous avec le médecin pour comprendre la raison de nos échecs et pour connaître les prochaines étapes de notre parcours de combattants.

Le 25 septembre 2020, après une journée de travail bien rempli, le médecin traitant m'appela alors que j'étais en route vers la maison. Je mis mon téléphone sur main libre et j'essayai de me concentrer sur sa voix. Il y avait de l'écho et je n'entendais pas bien. Je réussis tout de même à comprendre l'essentiel de ses informations. Elle m'expliqua que je devais passer des tests sanguins pour vérifier si j'avais une anomalie de coagulation ou des anticorps qui rejetteraient l'embryon. De plus, elle voulait que je fasse un caryotype pour s'assurer que je n'aie pas d'anomalies au niveau de mes chromosomes. Marc avait déjà fait ce test au tout début des démarches en fertilité, mais moi, je ne l'avais jamais effectué. Et pour finir, elle me prescrit une hystéroscopie et une biopsie de l'endomètre dans le système de santé public. J'étais un peu découragée par tous ses tests, car je savais que les délais pour obtenir les résultats étaient très longs. Je pris un rendez-vous le plus tôt possible pour les prises de sang que j'effectuai quelques jours plus tard. La vie reprit son cours avec sa routine quotidienne. Nos projets étaient encore sur la glace et il fallait occuper nos pensées. En octobre, nous profitâmes des beaux paysages pour marcher dans la forêt, cueillir des feuilles d'automne avec Bryan afin de les transformer en confettis écologiques pour notre mariage et ramasser des citrouilles dans une ferme. L'air frais dans mes narines me faisait du bien moralement ainsi que ces beaux moments en famille. En quelque sorte, cette pause me faisait décompresser et je voyais que Marc aussi, ça lui faisait du bien.

Enfin, le 21 octobre 2020, nous nous rendîmes à l'hôpital de Montréal pour effectuer mon hystéroscopie et ma biopsie. Marc ne pouvait toujours pas m'accompagner à l'intérieur de l'hôpital à cause des mesures sanitaires, mais devait tout de même conduire la voiture, particulièrement pour le retour car c'était proscrit à la suite de cette opération. J'étais un peu nerveuse d'être toute seule, mais je n'avais pas le choix. Je sortis de la voiture et me dirigeai vers l'entrée principale. À l'intérieur, je ne savais pas où aller. Je demandai de l'aide au secrétariat et une personne m'indiqua le chemin. Mes mains étaient moites et j'avais très chaud. Je marchai d'un pas rapide vers le département de gynécologie. Une fois arrivée à destination, la dame me demanda de retourner au rez-de-chaussée pour me procurer une carte d'hôpital, ce que je fis avec tout mon petit courage. Je dus attendre quelques minutes dans une file d'attente pour obtenir ma fameuse carte et redescendis vers le département de gynécologie. Étrangement, personne n'était assis sur les nombreuses chaises d'attente, seulement une femme qui parlait avec une infirmière. Ne sachant trop que faire pour signaler ma présence, j'attendis debout devant une porte en espérant que j'étais au bon endroit. Et puis, dix minutes plus tard, une infirmière me pria de rentrer. Je lui expliquai que j'avais un rendez-vous pour une hystéroscopie. Elle me donna alors une jaquette à enfiler à la salle de bain. De retour dans la salle, elle me fit un sourire et m'interpella :

— Marjorie Lamirande, c'est bien ça ? Nous vous attendions. Est-ce que vous êtes au courant du déroulement de la procédure ?

— Non ! Aucune idée, mais oui je suis bien Marjorie.

Elle m'expliqua brièvement qu'on allait passer une caméra à travers mon col utérin pour aller vérifier mes trompes ainsi que mon utérus et pour finir, gratter l'intérieur légèrement afin de récolter des cellules pour la biopsie. Heureusement, elle m'assura qu'elle allait me donner un anti-douleur. Une fois les explications terminées, elle prit ma pression artérielle, me pesa et m'installa un cathéter dans l'avant-bras. Lorsque le médecin arriva, il me salua et m'invita à le suivre dans la salle d'opération. Je m'assis sur la civière et mis les pieds dans les étriers. Mes jambes tremblaient, j'avais peur, non encore plus, j'étais terrorisée. J'avais entendu dire que c'était une intervention douloureuse et d'autant plus si j'avais des polypes à me faire enlever. L'infirmière me donna la main en me rassurant :

— Je vais te donner un tranquillisant dans un instant.

Elle m'injecta du propofol, puis le médecin introduisit un spéculum. Je commençais déjà à ressentir les effets du médicament. J'essayai de me concentrer sur le médecin et ce qu'il faisait et disait, mais ma tête tournait. Le médecin m'injecta de l'eau dans le vagin, c'était froid. J'avais l'impression qu'il rentrait un boyau d'arrosage, puis il introduisit une tige. L'infirmière avait dit quelque chose mais je ne compris point. Je tournai ma tête vers elle de façon saccadée, comme un robot. Je sentais que mes yeux sortaient de leur orbite. Je tentais de paraître normale, mais je me sentais complètement gelée. L'infirmière et le médecin se mirent à rire, puis je tournai ma tête en direction du médecin. Pendant un instant, je pensai :

— Mais est-ce qu'ils rient de moi ? Pourquoi rient-ils, est-ce que j'ai fait quelque chose ? Pourquoi suis-je aussi gelée ? Mais ce n'est pas normal…

J'avais l'impression que le temps s'était arrêté, je regardais la scène comme une spectatrice au cinéma ou que nous étions en train de jouer une comédie d'horreur, un peu comme : « Films de peur ». Je n'avais plus aucun contrôle sur mon corps, le médecin fouillait avec sa tige comme dans du beurre et puis enfin, il déclara :

— Ah, j'ai réussi à passer le col ! Regardez l'écran madame, dans un instant, vous allez voir votre utérus.

Je regardai avec le regard vide, il m'expliqua des choses mais je ne compris rien. Je m'efforçai tout de même à lui répondre en guise d'approbation :

— Humm.

Je me souviens avoir vu à l'écran une masse rose et deux trous menant vers mes trompes. À un moment donné, je me mis à retrouver mon corps et à sentir des choses. Ça commençait à être un peu douloureux et je lui en fis part. Le médecin me répondit :

— Oui, super, il me reste juste à gratter un peu et j'ai terminé.

Il se mit à l'œuvre et l'infirmière lui tendit un pot pour sa récolte. Quelques minutes plus tard, c'était terminé. L'infirmière m'enfila une couche pour les saignements et m'aida à me relever. Mes jambes étaient molles, mais j'avais juste à transférer mon corps jusqu'à la chaise roulante, ce qui était relativement facile. Je n'étais pas engourdie des membres seulement pas très présente mentalement ; cependant mon état s'améliorait de plus en plus. Elle me conduisit dans une petite pièce où je pus m'assoir sur une chaise longue. Puis, l'infirmière m'avertit qu'elle allait revenir dans un instant. Je pris alors mon téléphone dans mon sac à main et regardai mes messages. Marc-André m'avait appelé et écrit. Il trouvait que ça prenait du temps et voulait des nouvelles. Je lui écrivis que c'était terminé. C'est alors que mon estomac fit un tour. Je lâchai mon téléphone et appelai l'infirmière pour lui dire que je n'allais pas bien. Elle était juste à côté dans l'autre pièce, parlant avec une autre patiente. L'infirmière ouvrit la porte en trombe et me tendit un sac en papier pour vomir. Je me levai pour attraper le sac mais je sentis ma tête tourner. J'étais devenu blanche et ressentis une bouffée de chaleur montrer en moi. L'infirmière vit mon malaise, me poussa sur la chaise et monta mes pieds vers le haut pour me coucher à l'envers. J'avais fait une chute de pression, je restai dans cette position un instant, puis elle me proposa une petite collation. Ayant déjà moins mal au cœur, j'acceptai son offre. Une fois ma mésaventure terminée, je pus me lever pour aller me changer et quitter. Rendue à l'extérieur, j'écrivis à Marc pour qu'il vienne me chercher. Il était dans un stationnement un peu plus loin, il avait attendu en tout deux heures trente dans la voiture, en plus de la route. Quand il arriva, il m'interrogea :

— Mais qu'est-ce qui s'est passé ? Tu disais que tu avais finis et puis trente minutes se sont écoulées avant que tu ne sortes de l'hôpital ?

Je lui expliquai le déroulement des événements et nous avons pris la route vers la maison. Je me sentais bien, je n'avais pas de grosse douleur comme lors de la ponction, seulement des petites crampes menstruelles qui était tolérables. En revanche, j'étais un peu traumatisée de la dose de cheval que j'avais reçue, ça m'avait fait peur. Je me sentais beaucoup trop gelée et j'avais eu des hallucinations. Je ne m'attendais pas à ça, c'était loin d'être comme lors de la ponction avec le Fentanyl, alors que je me sentais seulement détendue. Il aurait fallu que l'infirmière me prévienne des effets, ça m'aurait moins troublée.

Une semaine plus tard et quelques poussières, c'était le jour de l'Halloween. Bryan était tout excité par cette journée si spéciale. Malheureusement, à cause de la température orageuse, elle avait été annulée pour être reprise le lendemain. C'était un peu décevant et inattendu comme nouvelle. Nous avions alors décidé d'aller au restaurant déguisés et ensuite de passer chez les parents de Marc. Bryan était satisfait de cette soirée où les bonbons et la bonne nourriture étaient au rendez-vous. Cette nuit-là, il pleuvait et ventait très fort.

J'entendais le claquement des feuilles des arbres sur la maison et la pluie s'abattre sur la toiture. Je me rendormis. Le matin, Marc partit travailler, mais il n'y avait pas d'électricité dans la maison. Je changeai la couche culotte de Bryan dans le noir et décidai d'aller déjeuner au restaurant avec lui. Plus la journée avançait, moins je voyais l'espoir d'un retour à la normale. Il y avait plusieurs pannes partout dans la région et aucune prévision de reprise de l'électricité. Pour le souper, nous mangeâmes des sandwichs et nous couchâmes tôt. La reprise de l'Halloween avait pris le bord carrément.

Le lendemain, il faisait froid dans la maison, ce qui n'augurait rien de bon. L'électricité n'était toujours pas revenue et je commençais à trouver cette situation difficile à vivre. La nourriture dans le réfrigérateur commençait à être moins froide et je sortis le tout à l'extérieur dans une boîte. Une idée me traversa l'esprit et mon estomac se serra. Je me dis à moi-même :

— Est-ce que mes embryons sont corrects ?

J'appelai à la clinique pour questionner la réceptionniste au sujet de leur situation électrique. Là aussi, il n'y avait pas d'électricité, mais elle m'assura de la présence d'une très bonne génératrice spécialement conçue pour les cuves d'azote remplies d'embryons et qu'une surveillance était assurée. Mon corps se relâcha et mon pouls ralentit. Mes petits cocos étaient en sécurité et mon instinct de maman lionne s'était calmé. Cette soirée-là, nous prévoyions aller chez mes parents qui eux, ont un foyer au bois. Il commençait à faire trop froid dans notre maison. Finalement, une fois tout organisé, l'électricité revint.

J'étais heureuse, cette parenthèse était enfin dernière nous et je pris une bonne douche chaude avant que Marc ne revienne du travail.

Après plusieurs semaines d'attente, le 11 décembre, je reçus enfin l'appel de mon médecin pour m'annoncer les résultats de mes examens. Tous mes tests sanguins étaient parfaits ainsi que mon caryotype. Pour ce qui est de l'hystéroscopie, il n'a rien vu d'anormal. Et pour finir, mon résultat pour la biopsie s'élevait à quatre virgules cinq cellules enflammées. En deçà de quatre, c'est correct mais à mon stade, je souffrais d'une légère endométrite chronique. J'étais étonnée et contrariée d'avoir dans un sens, gâché mes essais précédemment. Le médecin me prescrit des antibiotiques à prendre pendant deux semaines, puis, une autre biopsie à effectuer à ma clinique pour vérifier le bon fonctionnement des antibiotiques sur mon corps. Lorsque Marc rentra du travail cette soirée-là, je lui racontai les propos du médecin. Il n'en revenait pas lui non plus.

— Pourquoi n'ont-ils pas cherché de ton côté avant de faire les transferts ? On a passé des mois et gaspillé de l'argent dans des transferts d'embryons qui étaient voués à l'échec !

Moi aussi, j'étais fâchée et lui en fit part. Nous nous étions embarqués là-dedans, sans trop connaître tous les rouages. Nous avons fait confiance aux médecins et avons fait les tests prescrits avant de débuter toutes les démarches. Si c'était à refaire, nous aurions demandé qu'une biopsie soit faite dès le début. Mais ce qui était fait était déjà fait, il fallait continuer à avancer. Pour une deuxième année consécutive en fertilité, à Noël, il n'y avait pas de bébé dans mon ventre. Nous passâmes le Nouvel An tranquillement chez nous à cause des mesures sanitaires. Et nous avons prié que 2021 soit plus clémente pour nous et qu'elle nous amène notre miracle. Nous étions fatigués d'attendre et d'espérer, mais nous avions les mains liées. Et nous devions continuer notre démarche même si elle était loin d'être glorieuse jusqu'à présent. Bref, une fois les antibiotiques terminés, j'effectuai ma biopsie de contrôle à la mi-janvier. Nous devions encore attendre le résultat qui arriva trois semaines plus tard. Finalement, ENFIN, mon résultat arriva et il fut négatif. Je n'avais plus d'endométrite et nous allions pouvoir commencer le quatrième transfert d'embryon. Cependant, seulement en mars 2021, car nous devions nous inscrire un mois à l'avance pour le transfert, ce qui n'aide pas à améliorer les délais d'attente interminables en fertilité.

2022

# 10. LA PERSÉVÉRANCE

Bryan est de mauvaise humeur ce matin. Il se lève avec un air fâché et vient me voir dans mon lit. Il bronche :

— Maman, j'ai fait un mauvais rêve ! J'ai rêvé que mon ami à l'école avait volé ma pierre précieuse et l'avait même cachée dans le sable.

Il me regarde avec ses petits sourcils froncés et son air chagriné. Je lui réponds d'une voix endormie :

— Ne t'en fais pas mon loup, c'est juste un rêve. Tes pierres précieuses restent à la maison, alors il n'y a pas de danger que quelqu'un te les vole. Viens, nous allons te préparer un bon déjeuner et aujourd'hui, on va passer une belle journée ensemble.

Bryan hoche la tête et fait une moue avec sa bouche. Il saute dans le lit et chatouille Marc qui fait semblant de dormir. Marc réplique en le chatouillant à son tour en imitant le bruit d'un ours. Bryan rit aux éclats et retrouve sa bonne humeur. La journée s'annonce chaude et belle, alors nous décidons d'en profiter dès le matin pour faire un tour au parc avec les enfants. Bryan prend son vélo dans la remise et enfile son casque. Marc sort à l'extérieur et lui propose d'essayer sans ses petites roues. Bryan, mécontent, croise les bras en argumentant :

— Non, un autre jour.

— Essaye un peu Bryan, ce n'est pas en gardant tes roues arrière que tu vas apprendre à faire du vélo comme les grands, lui dit Marc.

Bryan accepte à contrecœur. Je décide alors de fouiller dans la remise à la recherche de protège-mains, coudes et genoux. Je tends le tout à Bryan et l'aide à les enfiler, une fois sortie avec peine du fouillis qui règne dans le cabanon. Tout le monde prêt, nous nous avançons dans la rue devant la maison. Pendant que je pousse la poussette, Marc s'occupe de Bryan. Il lui enseigne le principe de base de l'équilibre et fait une démonstration en embarquant sur le petit vélo. Du haut de ses six pieds et quatre pouces, il réussit tout de même à avancer, malgré qu'il ait l'air un peu fou. Je me mets à rire de lui et il me sourit. Enfin, Bryan essaie à son tour. Il prend tout son courage à deux mains, avance d'un pied, mais tombe sur le côté. Marc rattrape le vélo et le col du manteau de Bryan. Il n'a pas mal mais un peu peur, je le vois dans son visage. Bryan déclare d'un ton résolu :

— Non, je ne suis pas capable. Est-ce qu'on peut remettre mes roues maintenant ?

— Essaie encore un peu, tu ne peux pas être bon du premier coup, lui dis-je.

Il soupire et réessaye, mais Marc le tient mieux cette fois-ci et nous avançons un peu plus loin. Après quelques minutes, Bryan en a assez et débarque de son vélo pour retourner vers la maison à pied. Marc renchérit :

— Non, je ne traîne pas ton vélo, essaie au moins jusqu'à la maison.

Bryan en a assez, il se met à bouder, mais embarque néanmoins sur son vélo. De retour à la maison, Marc remet les petites roues sur le vélo de

Bryan et lui souligne ses efforts :

— Tu t'es bien pratiqué pour aujourd'hui, mais il va falloir réessayer un autre jour.

— Non ! crie Bryan, toujours avec son air fâché.

Je regarde mon petit et lui donne un bisou sur la joue. Je me mets à sa hauteur et lui explique qu'il faut essayer et persévérer pour réussir un jour et ce, devant tout obstacle de la vie. Je ne sais pas s'il a saisi, mais nous nous sommes remis en route vers le parc. Cette phrase m'a drôlement fait penser à nos obstacles en fertilité.

2021

# 10. LA PERSÉVÉRANCE

J'étais en train de dîner au travail quand soudain je sentis un flot de sang couler hors de moi. Je les attendais d'un jour à l'autre et j'avais pris les précautions nécessaires. J'appelai la clinique de fertilité pour leur signaler le jour un de mon TEC avant même que j'aie pris le temps de finir mon repas. Ça faisait tellement longtemps que nous attendions ce moment ! Une personne de la clinique me rappela dans l'après-midi pour me fixer un rendez-vous deux jours plus tard. Ça me convenait amplement, en fait tout m'aurait satisfaite.

Le lendemain matin, j'étais occupée à peser des ingrédients sur la balance de précision quand mon téléphone vibra dans mon sac à main. De nature curieuse, j'ouvris la fermeture éclair et pris mon cellulaire. Mes mains étaient un peu sales, mais je n'en fis pas de cas. C'était Marc qui m'envoya un lien bien intriguant. Il était inscrit : « Projet de loi soixante-treize qui rétablit la couverture publique des services de fécondation in vitro ». Je lus l'article en long et en large, puis, visionnai une vidéo de la conférence de presse. Tout mon esprit était concentré à cette nouvelle, jusqu'à ce qu'enfin, je compris que nous étions admissibles et que ça allait se passer pour de vrai. Seule dans le laboratoire, je m'étais mise à pleurer de joie. Nous allions avoir une deuxième chance de recommencer si aucun de nos embryons ne s'implantait. C'était un baume pour mon esprit, cette nouvelle avait réussi à calmer mon angoisse. Ça enlevait un gros poids sur mes épaules et je pouvais enfin respirer. Le reste de la journée fut douce et joyeuse. Je dormis comme un loir. Puis au matin, j'étais sereine pour ma première échographie. Bryan n'était pas avec nous ce matin-là, seulement en fin d'après-midi. Nous embarquâmes dans la nouvelle voiture de Marc pour nous y rendre. Tout se passa comme à l'habitude et je débutai le médicament Letrozole.

Il se passa des événements insolites durant ces cinq jours de prise de médication. À mon travail, un pigeon était tombé dans une chaudière de lécithine à l'extérieur de la bâtisse. J'eus pitié de lui et décidai de l'amener chez moi afin d'essayer de le nettoyer pour lui sauver la vie. Après plus d'une heure à lui retirer cette mixture collante ressemblant à de la mélasse, je réalisai qu'il n'avait que peu de chances de survie. Il avait une aile cassée et était dans un état lamentable, mais je gardai espoir, ne sachant trop que faire de cet oiseau. Je lui bricolai une belle boîte avec de nombreux trous et du papier essuie-tout. De plus, je m'assurai qu'il garde sa chaleur corporelle en l'emmitouflant dans une robe fait d'essuie-tout. Lorsque je l'installai dans sa boîte, il me fixa droit dans les yeux et je sentis sa souffrance. Je lui parlai comme s'il allait me répondre :

— Je veux seulement t'aider mon ami et si tu dois partir, fais-le.

J'avais mis quelques graines d'oiseau tout près de lui et enlevai mes gants de plastique. Étant de nature dédaigneuse, je ne voulais pas le toucher sans gant et risquer d'être malade ou de m'occasionner d'autres problèmes. Je dormis en songeant à lui. Le lendemain quand j'ouvris la boîte, il était malheureusement décédé. J'étais soulagé dans un sens, car il souffrait et je ne savais pas quoi faire de plus pour l'aider.

Ensuite, deux jours plus tard, je revenais du travail quand j'entendis un coup dans la fenêtre à l'arrière de la maison. Un moineau gisait sur le sol, le corps sur le côté. Je n'en croyais pas mes yeux. Mais que faisait-il là ? Pourquoi avait-il foncé dans la fenêtre ? Je me dépêchai à enfiler des gants et me mit à genoux près de lui. Je le ramassai délicatement dans ma main et le flattai un peu. Ses yeux étaient fermés, mais il respirait. Sa respiration étant rapide, il avait l'air essoufflé. Je passai quelques instants avec lui dans ma main, à lui parler. Je lui dis :
— Ça va bien aller. Prends ton temps. Tu vas t'en sortir.
Il rouvrit un œil et me regarda. On dirait qu'il avait compris. Il se redressa et quitta ma main en direction du sol. Je m'éloignai un peu pour éviter de lui faire peur. Puis, après cinq minutes, il se remit à voler sur le toit du cabanon et ensuite dans l'un des arbres non loin. Je me redressai et jetai mes gants dans la grosse poubelle noire à l'extérieur de la maison, puis rentrai préparer le souper. Je cuisinai du pâté chinois, un des plats favoris de Marc. Je le faisais pour lui faire plaisir, car ce n'est vraiment pas un de mes coups de cœur. Pendant que j'épluchais des patates, je repensai à ce qui venait de se passer. Pourquoi est-ce que je rencontre autant d'oiseaux blessés sur ma route ? Est-ce un test que Dieu m'envoie pour dénicher une personne bienveillante et digne

de porter un enfant ? Est-ce que ces oiseaux sont des messagers ? J'essayais de trouver un sens à tout ça et de me convaincre que ça allait m'apporter du positif.

Le 19 mars 2021, Marc et moi, nous nous rendîmes pour une deuxième échographie à Montréal. Malheureusement, lors de mon échographie, j'avais deux follicules mais qui étaient seulement à treize et à onze millimètres. Ce n'était pas suffisant pour déclencher l'ovulation, alors il fallait retourner pour une troisième échographie deux jours plus tard. Cette fois-ci, j'allai avec ma maman, car mon amoureux travaillait cette journée-là et il ne pouvait pas manquer une fois de plus. C'était la première fois que ma mère découvrait cet univers et j'étais heureuse de lui monter. Nous parlions souvent à nos parents respectifs du déroulement et des méthodes en fertilité, mais le visualiser réellement était bien plus concret pour elle. Lors de cette échographie, le médecin m'annonça que mes deux follicules étaient rendus à seize et dix-sept millimètres et que mon endomètre était à neuf millimètres, ce qui voulait dire que le lendemain à 23 heures, je devais m'injecter l'Ovidrel dans le ventre et 36 heures plus tard, j'ovulerais.

Le 24 mars, je me rendis seule à la clinique pour une prise de sang. À la suite de nos nombreux échecs répétés, nous essayions quelque chose de nouveau ce mois-ci : l'immuno-modulation de l'endomètre. Cette technique permet de favoriser davantage l'implantation de notre embryon dans mon endomètre. Une prise de sang est effectuée la journée même de mon ovulation. Mes cellules mononuclées lymphocytaires ainsi récoltées sont incubées pendant 48 heures. C'est certain que ça occasionne des coûts supplémentaires mais nous étions prêts à tout. Il fallait que cette fois soit la bonne. Aussi, cette soirée-là, je commençai mon traitement d'aspirine et de progestérone. Mon médecin traitant avait ajouté l'aspirine à mon protocole pour améliorer ma circulation sanguine et ainsi favoriser les chances d'implantation de l'embryon. Deux jours plus tard, je retournai à la clinique pour me faire inséminer mes propres cellules mononuclées lymphocytaires à l'intérieur de l'utérus. Je n'étais pas stressée, le médecin m'avait assurée que c'était sans douleur, ce qui fut bien le cas. Je ne sentis absolument rien et j'étais de retour dans la voiture en direction de la maison seulement vingt minutes plus tard.

Le 29 mars 2021, nous étions de nouveau en route vers la clinique pour le transfert de notre embryon. Je regardai Marc, il avait un air fatigué. Je lui parlai que j'avais hâte d'être enceinte quand il riposta :
— Ne te fais pas trop d'attente.
Son optimisme du début s'était transformé en détachement émotionnel. Il était devenu très terre à terre en restant dans le moment présent alors que moi, je me projetais dans le futur sans aucune retenue. Il ne voulait pas se créer de faux espoirs et ainsi être blessé. Il avait raison de vouloir se protéger. De mon côté, je savais que même si je faisais attention, ça allait toute de même m'atteindre. La veille, Marc et moi avions murmuré une petite prière dans le noir avant de nous coucher. Nous espérions tellement qu'un miracle nous arrive. De plus, l'embryologiste m'avait téléphoné, la veille, pour m'annoncer qu'il

avait décongelé un embryon 2ab avec de très belles cellules. J'étais énervée, car ça augurait bien. J'allai même à l'épicerie pour acheter des ananas et de la tisane sans caféine. Nous partîmes très tôt le matin, pour être certains d'arriver à l'heure. Je devais boire un litre d'eau au minimum en vue du transfert et durant le trajet, nous arrêtâmes pour une pause pipi. Je ne voulais pas arriver avec la vessie trop ou pas assez pleine. Je savais maintenant comment doser mon envie. Comme nous étions arrivés à la clinique beaucoup trop tôt, nous avons attendu un peu dans la voiture. Lorsque mon téléphone sonna, c'était une dame de la clinique. Pourtant nous étions juste devant la bâtisse et je lui en fis part. La personne au téléphone me répondit :

— Ah oui, c'est parfait ! En fait, je vous appelle pour une autre raison. Hier, lorsque j'ai décongelé votre embryon, il était en pleine forme, mais malheureusement, ce matin, votre 2ab n'est plus viable. Il est devenu comme un raisin sec et ses cellules se sont détériorées.

Sans même avoir eu le temps d'assimiler cette information, elle poursuivit :

— Nous avons donc décongelé, ce matin, un beau 3ab et il est bien vigoureux avec de très belles cellules.

J'étais désarçonnée, mais je la remerciai poliment et raccrochai. Marc était à côté de moi, alors il avait tout entendu. Je n'avais nul besoin de lui apprendre la mauvaise nouvelle. L'air dans l'habitacle était devenu soudainement lourd, le découragement gagnant nos cœurs. Si ce transfert ne fonctionnait pas encore, il allait nous rester seulement un embryon de moins bonne qualité. Nous avions tellement dépensé d'argent dans le but d'avoir un enfant et bientôt, cet argent s'envolerait peut-être en fumée. C'était comme si nous prenions seize mille dollars et que nous le jetions à la poubelle. Ma bonne humeur de ce matin n'y était plus et le stress monta. Marc me proposa l'offre que si nous nous retrouvions à nouveau dans l'échec, nous allions prendre un donneur. L'argent ne tombe pas du ciel, je le savais bien. Tant d'efforts pour rien me donna la nausée, j'aimais mieux ne pas y penser. Il remarqua mon inquiétude et me sourit tristement en affirmant :

— Mon cœur, ça va marcher cette fois-ci.

Je savais qu'il disait cela sans conviction. Je quittai la voiture en direction de la porte d'entrée, ma bouteille d'eau presque achevée à la main et regardai Marc. Il me salua et je rentrai dans la clinique en respirant un bon coup.

Le transfert d'embryon se déroula comme à l'habitude et je reçus une belle photo de mon coco. Il était singulier comparativement aux autres photos de nos embryons que nous avions vus précédemment. Il était plus petit et formé d'un cercle moins parfait. Je ne savais quoi en penser. En revenant à l'auto, je racontai à Marc le déroulement du transfert, puis, nous nous rendîmes au centre commercial, non loin. Je voulais seulement marcher pour faire accroître ma circulation sanguine, mais nous en profitâmes pour regarder des décorations pour la maison. Il n'y avait rien de bien intéressant et j'avais la tête ailleurs. Je parcourais les allées quand Marc revint avec une drôle de couverture en toutou. Il m'annonça avec un sourire espiègle :

— On va l'appeler M. Frisbee, il va nous porter chance.

Je le trouvais laid et terne, mais il avait un petit quelque chose qui me fit accepter sa proposition. Sur la route du retour, je le déposai sur mon ventre et lui ordonna :

— Incite-le à s'implanter.

Nous nous sommes arrêtés en chemin pour manger avant d'arriver à la maison. Je pris un déjeuner, je ne sais pas pourquoi, mais j'en avais envie. Marc me fit la remarque :

— Ça paraît que tu es enceinte, tu commences déjà à avoir des goûts étranges.

Je hochai les épaules et dévorai mon repas. Le soir venu, les parents de Marc nous appelèrent. Ils voulaient savoir si ça s'était bien passé et nous révélèrent qu'ils étaient allés allumer un lampion pour nous. Je trouvais cette attention généreuse et songée, j'espérais qu'un miracle se produise à tout prix.

Quelques jours plus tard, nous allâmes à la rencontre du prêtre pour la préparation de notre mariage. Il nous posa beaucoup de questions religieuses et nous demanda nos intentions. C'était honnête mais un peu malaisant compte tenu du fait que je n'étais pas si pieuse et renseignée. Bref, je n'étais pas dans mon élément. Marc, lui, était meilleur que moi pour répondre aux questions. J'avais hâte que la rencontre se termine, je me sentais nerveuse et pas à ma place. Le prêtre avait fini par dire :

— Je veux seulement vous connaître un peu. Comment vous êtes-vous rencontrés ?

Enfin, une question à laquelle je pouvais répondre ! Je lui racontai l'histoire de notre rencontre et Marc lui parla même de nos projets actuels en fertilité. Le prêtre nous écoutait avec empathie et lança tout bonnement :

— Je vais vous offrir un cadeau.

Puis, il nous demanda de le suivre, ce que nous avions fait, intrigués par sa proposition. Il nous amena dans une petite salle et commença à prier à voix haute. Enfin, il se leva, mit ses mains devant nous et demanda : — Je vais vous faire l'onction des malades. Est-ce que vous acceptez ?

Nous répondîmes oui en chœur et il procéda avec ses prières ainsi qu'avec son huile parfumée. J'étais émue et je remarquai que Marc aussi. Il nous bénit et implora Dieu de nous apporter un miracle. C'était exactement ce dont j'avais besoin, beaucoup de positivisme dans ma vie afin de réduire mon niveau d'anxiété.

2022

# 11. LA RÉCOMPENSE

Quand je vais voir Bryan le soir avant de me coucher, je le prends dans mes bras avec tendresse et lui donne des bisous sur le front. Il dort paisiblement et j'examine les traits de son visage. Il n'a plus le visage joufflu d'un bébé mais celui d'un grand garçon. Je suis capable de l'imaginer adolescent et je réalise que la vie va trop vite. Il n'est plus le bébé que j'avais mis au monde, il est devenu tellement grand. Il perd déjà ses deux petites dents de lait qui avaient poussées quand j'étais en voyage avec mon père et lui alors qu'il avait six mois. J'ai l'impression que c'était hier. J'étais tellement contente de voir les petites pointes blanches sortir de ses gencives. Ça lui donnait un air taquin. Je réalise durement que j'ai perdu de précieux moments avec lui et ce, depuis que la garde est partagée. En plus, la conception d'Augustin a pris un temps tellement interminable que ma vie était comme en suspend durant cette période, mais celle de Bryan allait à toute vitesse. Il est maintenant rendu à l'école et apprend le nombre de syllabes dans chaque mot. Il se fait des amis, il a une personnalité bien à lui et est socialement actif. Il ramasse sa propre vaisselle et s'habille tout seul. Il me raconte ses journées et me dit des blagues. Il n'est plus dépendant de moi et s'arrange tout seul. Je suis contente qu'il soit rendu là et soit autant autonome. Mais il y a une part de moi qui aimerait qu'il reste mon bébé sourire. Moi aussi, je vieillis et ça commence à me faire peur. J'aimerais que le temps ralentisse juste un peu pour profiter encore plus du moment présent. Je suis fière tout de même du chemin que j'ai parcouru et je ne regrette rien. Marc et moi avons décidé de gâter un peu Bryan lorsqu'il va revenir la semaine prochaine. Il est tellement gentil avec Augustin et a toujours des verts à l'école. Il est serviable, poli et a un beau parcours scolaire. J'entends toujours des commentaires positifs à son sujet. Nous avons décidé de lui offrir un splendide module de jeux dans notre cour. Il adore aller au parc mais nous n'y allons jamais assez souvent et longtemps pour le satisfaire. Il va pouvoir maintenant aller y jouer chaque fois qu'il revient de l'école et la fin de semaine.

Bryan, revenu de chez son père, est tout excité d'apprendre qu'il mérite une grande surprise. Je lui bande les yeux et l'amène dans la cour arrière. Je retire alors son bandeau, il s'exclame :
— Wow ! Merci Maman.
Il court en direction de la balançoire, escalade le module jusqu'en haut de la cabane et glisse dans le toboggan. Il s'amuse ainsi pendant plusieurs minutes avant que nous rentrions dans la maison. Ensuite, je m'active à la préparation du souper.  Bryan, lui, s'occupe d'Augustin qui est assis dans son banc de sol. Marc arrive peu de temps après et joue à cache-cache avec Bryan. Une fois le souper servi, comme à l'habitude, nous racontons chacun notre journée. Lorsque c'est rendu à mon tour, je décris ma journée :

— Je me suis occupée d'Augustin, j'ai fait l'épicerie et j'ai parlé à papi et mamie. Je leur ai demandé de garder Augustin ce soir.

Marc et Bryan me regardent avec un regard interrogateur. Je continue :

— Oui, car tantôt, nous allons au cinéma voir le film Dumbledore ! Bryan, les yeux grands ouverts, s'écrie de joie. Il adore Harry Potter et je savais que cette activité allait lui plaire. Marc me sourit et me prend la main en guise d'approbation.

2021

## 11. LA RÉCOMPENSE

Le 9 avril 2021, j'allai à ma prise de sang pour connaître mon taux de HCG. J'attendais cette journée avec impatience, car j'allais enfin savoir si j'étais enceinte ou pas. Je n'avais pas de symptômes et j'aimais mieux ne pas penser à ce que ça voulait signifier. Toute la journée au travail, je guettai mon téléphone et le traînai partout avec moi. J'attendais l'appel de la clinique qui ne vint pas. Je me rassurai en me disant qu'on allait peut-être m'appeler en fin après-midi. Marc aussi attendait mon résultat, mais je n'avais rien à lui dire. Je quittai le travail un peu plus tôt, préférant recevoir cet appel à la maison sans les oreilles indiscrètes qui rôdaient autour de moi. Tout au long de la route vers la maison, je mis mon téléphone sur main libre au cas où on m'appellerait. Mes mains sur le volant étaient moites et mon pouls battait vite. Arrivée à la maison, je bus un verre d'eau, car ma gorge était sèche. Je commençai alors à faire les cent pas, je passais du salon à la cuisine et jusqu'au sous-sol. Je ne savais pas quoi faire de ma peau et je m'inquiétais. Il était rendu 17 heures et je n'avais toujours pas reçu d'appel. J'abandonnai mon téléphone sur le divan et je pensai à voix haute :

— C'est certain que je ne recevrai pas l'appel aujourd'hui, il est rendu trop tard.

Je me déshabillai et pris une douche. J'avais eu tellement chaud de nervosité que c'était une nécessité. Je restai là en-dessous de l'eau chaude à tenter de m'apaiser et me détendre. Après plusieurs minutes figées en dessous de l'eau, je me lavai en vitesse et sortis. Je n'avais pas le goût de cuisiner. Il était trop tard pour commencer quoi que ce soit ; je décidai de faire livrer la nourriture du restaurant. Après quelque temps, Marc arriva en même temps que le livreur. C'était une drôle de coïncidence. Marc me lança en rentrant dans la maison :

— J'ai vu tourner le livreur dans notre rue, j'espérais qu'il s'arrête ici ! Merci, ça va être bon mon amour. J'imagine que tu n'as pas eu d'appel finalement ?

Je lui fis signe que non et nous nous sommes mis à table.


Le lendemain matin, je me réveillai en même temps que Marc. Il s'en allait travailler, mais moi j'avais congé. Nous étions samedi et j'aurais pu rester couchée plus longtemps, cependant, je ne voulais absolument pas manquer l'appel de la clinique. Je déjeunai une tartine au beurre d'arachide et bus un grand verre de lait. Ensuite, j'enfilai des vêtements mous et me fit une queue de cheval. J'avais décidé de faire du ménage pour occuper mon esprit et mon temps. Je passai l'aspirateur et nettoyai les planchers avec ferveur. Je voulais que ça brille. Ensuite, je m'attaquai à la cuisine et aux portes d'armoires. Il y avait des coulisses et des traces de doigts sales sur les poignées. Je regardais mon téléphone de temps en temps, mais aucun appel en vue. Je commençais à m'inquiéter. Peut-être n'ont-ils jamais reçu mon résultat de l'hôpital ? Peut-être ont-ils oublié de me téléphoner ? Peut-être que j'ai manqué l'appel hier. Je décidai alors d'abandonner le ménage et de téléphoner moi-même. Je laissai un message détaillé sur la boîte vocale des infirmières et raccrochai. Maintenant, l'envie de propreté me passa et j'abandonnai ma guenille dans l'évier. Je bus un grand verre d'eau et allai m'étendre dans mon lit. J'étais épuisée mentalement, c'était la pire attente au monde. Les yeux fermés, les mains sur mon torse, j'essayais de relaxer et de me concentrer à inspirer profondément. Je restai plantée là une bonne quinzaine de minutes, puis ouvrit mon téléphone pour naviguer sur les réseaux sociaux. Soudain, je fus saisi par la sonnerie de mon cellulaire, c'était enfin la clinique. Une femme se mit à parler :

— Je suis désolée qu'on ne vous ait pas appelé hier, c'est juste qu'on n'avait toujours pas reçu votre résultat du laboratoire. Donc, est-ce que vous pouvez me donner votre nom et votre date de naissance, pour m'assurer que je parle bien à la bonne personne.

J'hésitai, j'avais un blanc de mémoire sûrement à cause de ma nervosité. Je finis par débloquer ces informations dans mon cerveau et lui exposai. Elle continua alors :

— Avez-vous une petite idée de ce que je m'apprête à vous dire ?

— Non, je n'ai aucune idée ! lui dit-je sans détour.

Puis, elle me demanda si mon conjoint était présent avec moi. J'enchaînai :

— Non, malheureusement, il est au travail.

L'infirmière m'annonça alors la réponse que j'attendais depuis hier et je retins ma respiration. Elle me formula les mots suivants :

— Ah d'accord, écoutez j'ai vraiment une bonne nouvelle pour vous.

Ma gorge se serra, un frisson parcourut mon corps. Est-ce que j'avais bien compris ou était-ce mon cerveau encore qui me jouait des tours ? J'articulai avec émotion :

— Ah oui ? Vous êtes certaine ?

— Oui, vraiment vraiment ! C'est franchement positif, il n'y a aucun doute là-dessus. Félicitations ! Vous êtes bel et bien enceinte.

À ce moment, je n'avais plus aucune retenue, je pleurais à chaudes larmes tellement j'étais soulagée. Je lui répétai en lâchant un sanglot :

— Pour de vrai ? Vous êtes certaine ? Je ne m'attendais vraiment pas à ça. C'est que c'est la première fois que ça fonctionne et je commençais à désespérer.

— Oui, votre taux d'hormone de grossesse est à huit cent trente-deux, alors c'est clairement positif, il n'y a aucun doute là-dessus.

Je l'ai remerciée du fond du cœur comme si c'était à cause d'elle que le résultat était positif. Puis, elle m'indiqua de continuer ma progestérone et d'appeler mon conjoint pour lui dire la bonne nouvelle. Je raccrochai et me mouchai le nez. Je n'en revenais pas, j'étais certaine de vivre encore une déception. Je composai le numéro de Marc et attendis qu'il décroche. Il ne répondit pas. Je réessayai deux autres fois avant qu'il réponde enfin.

— Marc ?

— Oui ? Qu'est-ce qu'il y a ? fit-il.

Je lui annonçai en pleurant :

— J'ai eu mon résultat, c'est positif, Loup.

— Est-ce que tu es sérieuse ?

— Oui ! Je suis enceinte !

Je lui expliquai alors le déroulement de l'appel avec l'infirmière. Il n'en revenait pas, il était certain que c'était encore négatif. Il se mit à dire à voix haute dans son département :

— Ma blonde est enceinte ! Je vais être papa !

J'entendais des voix étrangères le féliciter. Il lança :

— Je t'aime, je dois retourner travailler, on s'en reparle tantôt, mais je suis très content.

— Oui, moi aussi, je t'aime. Je suis un peu sous le choc. À plus tard !

Je trouvais ça trop beau pour être vrai et partis en voiture m'acheter des tests de grossesse. Je me disais qu'il y avait peut-être eu erreur sur la personne et que je n'étais pas enceinte pour vrai. De retour à la maison, j'allai faire les trois tests de grossesse de différentes marques et ce, même si j'étais déjà allée à la toilette le matin. En seulement trente secondes, deux lignes très foncées apparurent sur chacun des tests. Je n'en croyais pas mes yeux, j'étais bien enceinte. Je ne pouvais le nier. J'appelai ma mère pour lui dire la nouvelle, car je n'étais pas capable de garder ça pour moi. J'aurais voulu le dire au monde entier. J'étais tellement fière. J'avais le goûter d'aller magasiner plein d'articles de bébé. Je me contentai de regarder sur internet des idées de décoration pour la chambre du futur bébé ainsi que des idées de prénoms. Je passai la journée à rêvasser sur un petit nuage.

Le soir venu, nous célébrâmes cette heureuse nouvelle avec un délicieux repas et une bouteille de vin sans alcool. Ce vin avait un goût acidulé très désagréable, nous n'avions donc bu qu'une seule gorgée. Nous avions trouvé ça comique et nous nous étions dit que c'était l'intention qui comptait. Nous portâmes un toast en souhaitant que ma grossesse se déroule à la perfection. Je me promis alors de tout faire pour éviter de perdre ce petit miracle. J'avais eu de la difficulté à dormir cette nuit-là, car ma tête était trop pleine. Je pensais au bébé dans mon ventre, aux rénovations que nous allions devoir terminer, au déroulement du transfert de chambre pour Bryan, à appeler une sage-femme pour le suivi de ma grossesse et à demander à voir mon médecin de famille pour un certificat de retrait préventif. Mon cerveau bouillonnait de pensées et même si j'essayais de les chasser, d'autres venaient à mon esprit. Je me sentais comme une toupie qui tournait sans cesse. Je changeai souvent de position dans le lit et même si l'heure avançait, ça ne s'arrêta pas de toute la nuit. Au matin, j'étais très fatiguée par toute cette agitation et ce petit manège se répéta plus au moins intensément les soirs suivants. Je commençais à tout arranger dans ma vie, mais d'autres inquiétudes embarquaient dans le manège la nuit suivante. J'allais bientôt recevoir mon certificat de retrait préventif en raison des nombreux produits chimiques utilisés à mon travail. Alors, j'allais devoir annoncer mon départ à ma collègue qui ne serait pas enchantée par la nouvelle. De plus, deux semaines plus tard, ce serait mon rendez-vous pour mon échographie de viabilité à la clinique. J'avais hâte de voir ma petite crevette, mais j'étais également terrorisée. Je craignais d'apercevoir un cœur ne battant pas ou un sac gestationnel vide. Je ne ressentais pas encore des symptômes de grossesse, ça m'inquiétait un peu.

Le 27 avril 2021, je me levai aussi fatiguée que la veille, je me trainai jusqu'à la salle de bain pour me préparer à partir. Mes yeux étaient cernés, mes cheveux en bataille et mon haleine laissait à désirer. Je devais arranger ça au plus vite, car c'était le jour de l'échographie de sept semaines. Je fis un brin de toilette et m'habillai. Marc m'appela de la cuisine. Il avait déjà ses souliers dans les pieds prêt à partir.

— Dépêche-toi ! On doit arrêter au dépanneur et on va être en retard si ça continue.

Je le rejoignis après avoir choisi mes vêtements à la hâte. Il était beau et j'approchai pour l'embrasser. Ça devait être notre journée chanceuse. Une fois rendus là-bas, dans la salle d'attente, je patientai assise sur une chaise, seule, avec les bras croisés et l'estomac noué. Marc ne pouvait même pas assister à cette échographie, quelle mesure sanitaire abjecte ! Il était tout de même le père et il était autant concerné que moi dans ce processus. Heureusement, une fois dans la salle, je demandai s'il était possible de filmer et le médecin accepta ma requête.

Je sortis de la salle sans rien dire, la tête basse, je rejoins Marc qui était assis à l'entrée de la clinique. Il essayait de lire sur mon visage, mais je restai de glace. Il me demanda inquiet :

— Et puis ?

Je le serrai fort contre moi et lui souffla à l'oreille :

— Le bébé est bien là, son cœur bat et tout est normal.

Il me regarda droit dans les yeux, le sourire aux lèvres et s'exclama :

— Tu m'as fait une de ces peurs ! Je le savais qu'une fois bien au chaud à l'intérieur de toi, tout se passerait bien.

J'avais le cœur plus léger, mon rythme cardiaque s'était apaisé. Je pris sa main, la mis sur mon ventre et ajouta en souriant :

— Oui, on a réussi mon amour, maintenant, il faut seulement que le bébé se développe bien.

Je lui montrai la vidéo de l'échographie et puis nous partîmes tous les trois.


En revenant à la maison, je retirai du débarras une boîte en carton un peu poussiéreuse et appelai Marc pour lui montrer son contenu. Il regarda attentivement quand je sortis des vêtements de la boîte. Je lui expliquai que je les avais portés lors de la grossesse pour Bryan et maintenant, je vais les utiliser pour celle-ci. Je regardai chaque morceau de vêtements de maternité avec jubilation avant de les déposer dans la laveuse. J'attendais ce moment depuis si longtemps. L'impatience d'arrondir de l'abdomen me gagnait de jour en jour afin de les porter. L'annonce de ma grossesse ne fut pas une grande surprise pour mon entourage qui savait déjà tout sur nos démarches. Ils étaient cependant très heureux et soulagés comme nous qu'enfin nous puissions célébrer cette merveilleuse nouvelle.


Déjà enceinte de sept semaines, les maux de cœur m'assiégeaient à toute heure. Je trouvais ça terrible, c'était pire qu'à la grossesse pour Bryan. Je me sentais comme dans un manège ou dans un bateau voguant sur la mer. Le goût et l'odeur du café me répugnaient. Les légumes cuits, mais en particulier le brocoli, me donnaient la nausée. Je me sentais malade, fatiguée et nauséeuse. Moi qui avais très hâte d'être enceinte, j'avais oublié les désagréments de cette merveilleuse aventure. Ma sage-femme me prescrit du Diclectin, un médicament contre les nausées. Je ne connaissais pas cette alternative et j'étais ravie. Cette pilule miracle fut ma bouée de sauvetage pendant plusieurs semaines. J'étais enfin capable de fonctionner et de manger un peu. J'étais encore aussi fatiguée, mais c'était plus endurable sans mon mal de mer. À chaque semaine, Marc prenait une photo de ma bedaine au même endroit dans la maison pour suivre son évolution. J'étais encore petite, mais nous commençâmes à voir très clairement une bosse enfler dans le bas de mon ventre. Pour nous, la grossesse nous apporta beaucoup de joie dans notre couple. En plus, nous nous sentions en congé de démarches en fertilité. Nous n'avions plus à faire ces allers-retours à Montréal et vivre ce stress et ces rendez-vous. Nous n'avions pratiquement plus affaire à la clinique. J'arrêtai la progestérone à dix semaines de grossesse, sans conséquence, et nous fîmes un test de dépistage prénatal à notre clinique, puis nous n'avions plus à remettre les pieds là-bas. De plus, dans le système de santé public, une échographie fut effectuée à douze semaines pour la trisomie 21. Normalement, seulement la prise de sang à notre clinique aurait suffi mais nous voulions aussi voir si notre bébé se portait bien visuellement parlant. La gynécologue avait accepté que Marc assiste à l'échographie. C'était la première fois de sa vie qu'il vivait cette expérience et je fus agréablement heureuse de la vivre avec lui. Auparavant, j'avais rêvé et fantasmé d'assister à ce moment si précieux en sa compagnie et maintenant, je le vivais. Le médecin nous annonça que notre bébé avait tous ses membres et semblait en très bonne santé.

— Merci mon Dieu, m'étais-je dit dans ma tête en lâchant une petite larme solitaire au coin de mon œil gauche.

Marc aussi était soulagé et me prit la main en la serrant très fort pour me montrer son apaisement et sa joie.


Quelques jours passèrent lorsque nous rendîmes visite à mes beaux-parents. Il commençait à faire beau et chaud à l'extérieur. Nous restâmes à bavarder dans leur cour arrière au soleil. Marc discuta avec son père de l'avancement des rénovations de notre salle de bain au sous-sol et du projet de débuter la rénovation de celle du rez-de-chaussée avant l'arrivée du bébé. Son père acquiesça concernant le début des travaux le plus rapidement possible et proposa même son aide pour la pose de la céramique. J'écoutais la discussion d'une oreille distraite, mes pensées étaient ailleurs. Je flattais mon ventre quand ma belle-mère me demanda si j'avais eu des nouvelles de la clinique. Je lui répondis :

— On devrait avoir le résultat du dépistage très bientôt.

Elle renchérit :

— Je suis impatiente de connaître le sexe du bébé.

— Et moi donc ! Mais, on va aussi savoir si le bébé n'a pas de maladie génétique.

La discussion continua et tourna autour de notre enfant et des rénovations futures. Quand fut le temps de partir, j'embarquai dans la voiture et descendit ma fenêtre. Les parents de Marc nous avaient accompagnés à l'extérieur pour nous souhaiter une bonne chance et pour dire au revoir. Par la fenêtre, mon beau-père donna à Marc un de ses outils et continua d'expliquer comment arranger les tuyaux de la toilette. J'avais chaud et j'avais hâte que leur conversation se termine pour rentrer à la maison. Mon sac à main se mit à vibrer entre mes cuisses, ma belle-mère eut un regard interrogateur. J'ouvris mon sac et découvris mon téléphone qui sonnait, c'était la clinique.

— Oh ! On va avoir le résultat, dis-je.

Tout le monde se tut et je décrochai l'appel. Je reconnus tout de suite l'infirmière de la clinique qui me demanda si c'était un bon moment pour m'annoncer la nouvelle. Je lui réclamai de m'accorder un instant et regardai Marc en soutenant :

— Il va falloir partir si tu veux qu'on fasse la surprise lors du dévoilement du sexe.

Il me fit oui de la tête et s'excusa à ses parents de leur prolonger le suspense. Puis, nous quittâmes jusqu'au bout de la rue en nous stationnant sur le côté. Enfin, je mis mon téléphone sur haut-parleur et donnai le feu vert à l'infirmière. Elle commença par demander si nous avions des idées de prénom. Marc et moi avions dit en chœur :

— Si c'est une fille, elle s'appellera Victoria et si c'est un garçon, Augustin.

L'infirmière, amusée, émit :

— Alors, ça sera un petit Augustin, Félicitations ! Il est en parfaite santé, nos tests ne nous révèlent aucune malformation génétique.

Marc resta bouche bée et je répondis à sa place en m'exclamant :

— Wow, c'est une très belle nouvelle. Un petit garçon, je n'en reviens pas !

Enfin, je l'ai remerciée et lui souhaita une bonne journée. Marc était un peu déçu, il aurait préféré une fille. En soirée, il m'en reparla et m'expliqua :

— Je me suis toujours imaginé avoir une fille, mais maintenant, j'y ai pensé et je suis très content d'avoir un garçon, ça va me faire un apprenti. Je vais lui montrer comment changer les freins sur sa voiture. Et je suis soulagé de savoir ce qui se cache dans ton ventre, ça commence à être plus concret.

Je le serrai dans mes bras et l'embrassai. Cette nuit-là avant de m'endormir, je fermai les yeux et essayai de m'imaginer à quoi il allait ressembler.


Deux jours plus tard, je préparai un petit goûter d'après-midi avec nos parents respectifs. Nous étions encore en pandémie et les mesures nous restreignaient à seulement dix personnes. J'avais organisé un petit jeu avec des ballons noirs accrochés au-dessus de nos têtes. Chaque personne devait en percer un à tour de rôle. Les ballons contenaient soit des confettis blancs, soit des confettis de la couleur du sexe du bébé. Après que tous les ballons furent éclatés sans qu'aucun ne contienne de la couleur, Marc m'accusa d'avoir omis les confettis révélant le sexe. Je m'excusai auprès des invités et allai à l'intérieur de la maison. Je revins avec deux énormes ballons noirs et le grand sourire aux lèvres. Les gens comprirent enfin le coup de théâtre que nous leur avions joué. Tout le monde, amusé par la tournure des événements, se languissait de découvrir la surprise. Au compte de trois, Marc et moi avons rompu les deux ballons en même temps et un festival de confettis bleus tomba sur nos pieds. Bryan criait de joie, il allait avoir un petit frère. Les gens heureux nous félicitèrent et on leur révéla le prénom choisit. C'est ce genre d'événement qui agrémenta ma grossesse et qui restera gravé en mémoire.

Autour de vingt semaines de grossesse, toutes mes pensées étaient focalisées sur l'avancement des rénovations. Nous devions effectuer les travaux de la salle de bain du rez-de-chaussée ainsi que des chambres des enfants. Nous devions déménager Bryan au sous-sol avant de débuter les rénovations de la chambre du bébé. Je ne voulais pas le bousculer et sa nouvelle chambre devait être invitante pour faciliter la transition. Marc travaillait très fort et je voyais son épuisement, il avait de la pression, car le temps filait à toute allure. J'enfilai alors mes vieux vêtements et me mit à la peinture. Il y avait des murs, des plafonds, des moulures, des portes et beaucoup de découpage à effectuer dans chacune des trois pièces. J'y allais à mon rythme mais le soir, des maux de dos m'assaillaient et je m'affaiblissais de jour en jour. Je me rendis compte à ce moment-là que la grossesse me pesait, je n'avais plus l'énergie et la force d'auparavant. Heureusement que Marc avait, lui aussi, mis les bouchés doubles et nous avons terminé dans les délais.

Marc était impatient de sentir le bébé bouger dans mon ventre, moi, je l'avais déjà senti depuis quelques semaines. J'avais oublié cette sensation si étrange et douce à la fois. Le frottement d'une petite main ou d'un petit pied sur les rebords de mon utérus. C'était tellement subtil dans les débuts mais ô combien réconfortant de savoir qu'il était là. La grossesse devient alors plus concrète à ce moment précis pour la mère. Je voulais que Marc vive ces petits moments magiques si précieux. J'essayais de lui mettre la main sur mon ventre pour qu'il le ressente, mais à chaque fois, le petit s'arrêtait de bouger. Après plusieurs semaines, le sourire aux lèvres, il discerna enfin un coup de pied. Il en était ravi ! Selon ma sage-femme, ma grossesse allait bon train et j'allais pouvoir être en mesure de voyager. Nous avions décidé de finalement nous marier. La pandémie commençait à s'essouffler et nous avions assez retardé l'événement. La date du mariage adonnait seulement à la fin des vacances de Marc-André, alors nous avons décidé de partir en voyage de noces avant le mariage. C'était astucieux et pratique de cette façon. Deux jours avant le départ, j'allai rencontrer une couturière pour arranger ma robe de mariée. Mon ventre grossissait à chaque semaine et je craignais qu'elle ne soit plus à ma taille et que la couturière ne puisse l'arranger à temps. Ce fut avec désarçonnement qu'une fois enfilée sur mon corps, je constatai ma robe modifiée. Le corsage n'était pas droit et l'arrière de la robe était bouffant au niveau de mes hanches. C'était un désastre. Il y avait un surplus de tissus qui n'avait pas sa place, j'avais l'air encore plus énorme que je ne l'étais. J'expliquai le problème à la dame sans trop montrer que j'étais horrifiée. Elle me proposa de cacher le surplus de tissus par une ceinture de tissu, ce qui n'était vraiment pas à mon goût. Je ravalai ma salive et gardai mon sens froid. Je m'examinai dans le miroir avec un sourire triste et lui demandai de faire un miracle d'ici mon retour de voyage. Une fois sortie de cette maison, je discutai avec ma mère de mon tourment et mon angoisse. Cette nuit-là, j'avais rêvé me marier dans un sac à poubelle, c'était exactement la façon dont je me sentais dans ma robe, auparavant si parfaite. Le lendemain, je pensai encore un peu à ma robe, mais mon esprit dévia vers les préparatifs du voyage.

Le 28 août 2021, nous avons pris la voiture en direction de Niagara Falls avec ma grosse bedaine de vingt-cinq semaines. J'avais réussi à organiser le voyage de noces en deux jours en m'informant et téléphonant pour les réservations. Marc était impressionné et avait une confiance aveugle en moi. Il ne parlait pas bien l'anglais et moi non plus d'ailleurs, mais assez pour être le leader dans l'équipe. Il aimait malgré tout voyager et découvrir de nouveaux endroits, tout comme moi. La route avait été longue et plusieurs arrêts avaient été nécessaires pour satisfaire ma vessie comprimée. Une fois arrivés là-bas, nous découvrîmes une ambiance de fête et de jeux. Des lumières jaillissaient de partout, clignotantes et colorées. Des gens marchaient et s'entrecroisaient aux coins des rues pour traverser. Nous entendions le bruit des voitures et des passants. Une nouvelle musique jouait à nos oreilles lorsque nous déambulions vers les attractions. C'était un peu chaotique, mais invitant et excitant. Il y avait ici plusieurs attractions et nous nous amusâmes comme deux enfants ; du mini-golf, des arcades, un casino, une croisière près des chutes, un jardin à papillons, une promenade sur le bord de l'eau, la visite d'un vieux château, l'ascension d'une tour d'observation et des essais gastronomiques dans plusieurs restaurants. Les rues étaient gondolées et abruptes, assez pour mettre une personne en forme et assez pour épuiser facilement une femme enceinte. Nous marchions beaucoup et à la fin de la journée, j'avais de la difficulté à mettre un pied devant l'autre. Marc devait me pousser dans le dos lorsqu'il y avait des côtes abruptes, pour m'aider à avancer. Si j'avais été un passant regardant la scène, j'aurais ri dans ma manche. C'était en quelque sorte notre moment de couple avant l'arrivée de notre petit cadeau du ciel, mais aussi avant notre engagement l'un à l'autre pour toute la vie. Ce n'était pas le voyage de noces que j'avais imaginé. C'était encore mieux, moins cher pour notre portefeuille, moins loin pour ma grossesse avancée et surtout, le moins compliqué considérant l'état d'urgence sanitaire. Marc et moi avons vécu un très beau séjour qui restera gravé dans notre mémoire.

De retour de voyage, je n'avais pas beaucoup de temps pour me remettre de ce périple. J'avais un emploi du temps serré; aller à un rendez-vous de suivi de grossesse, aller chercher ma robe, assister à la pratique à l'église, finaliser le cadeau de mes invités, aller à un rendez-vous pour une manucure et pédicure, décorer l'église et la salle pour le mariage, nettoyer les voitures ainsi que les décorer, aller chercher le gâteau de mariage et les ballons. Ce qui me stressait le plus et en quoi j'avais des appréhensions était bien sûr ma robe. Elle n'était pas à mon goût et j'espérais qu'un miracle se produise, ce qui arriva à mon plus grand soulagement. Lorsque je l'essayai pour une dernière fois avant le mariage, les défauts avaient étonnamment disparu. Elle m'allait comme un gant, il n'y avait plus de bosse au niveau des hanches et je ressemblais à une vraie belle mariée. Je ne pouvais pas dissimuler ma joie devant la couturière et la remerciai de tout cœur. Je repartis avec ma belle robe parfaite prête pour me marier avec mon tendre chéri.

Les yeux sur mon bouquet de roses qui contrastait avec ma robe d'un blanc immaculé, je regardai mon ventre rebondi qui bougeait. Augustin ressentait l'excitation monter en moi.

— Tu es prêt ? lui avais-je dit.

Ma mère répondit sans savoir que je ne lui parlais pas à elle :

— Quoi ? Non, j'aurai bientôt terminé d'installer le voile dans un instant. Au même moment, une musique angélique se faisait entendre.

— Vite, dépêche-toi, ma chanson a commencé, lui avais-je annoncé avec empressement.

La pression avait monté d'un cran et je sentais la chaleur m'envahir. Enfin, je fis signe au portier d'ouvrir les portes afin de débuter notre entrée. Bryan était devant moi et partit le premier. Ensuite, ce fut mon tour, accompagnée de mes deux parents. Je regardais droit devant moi en direction de Marc. Il me souriait et je lui souriais à mon tour sans regarder en direction des invités. J'essayais de nous imaginer, seulement lui et moi, dans cette pièce et je me concentrai sur cette image durant toute la cérémonie du mariage. L'idée d'être observée et d'être le centre de l'attention m'effrayait. Je n'aimais pas cette facette du mariage, mais je voulais tout de même sceller mon amour avec le sien. La cérémonie se passa sans faux pas et nous quittâmes l'église, heureux et comblés. J'avais marié mon meilleur ami, mon confident et maintenant mon mari. Nous allions avoir un enfant ensemble et nous nous étions mariés. Mes rêves étaient devenus réalité. La soirée se déroula merveilleusement bien et beaucoup trop rapidement. Mais pour une femme enceinte, c'était bien assez. Une fois dans la chambre d'hôtel et même lors de la soirée, j'étais assaillie par des contractions de Braxton-

Hicks. Mon corps était fatigué et l'exprimait. Je retirai ma robe lourde avec l'aide de Marc et rentrai dans le bain à remous. Marc m'accompagna et nous nous lavâmes mutuellement. Nous restâmes là collés pendant au moins une demi-heure en jasant de notre journée. Je n'aurais pas pu imaginer un mariage plus romantique.

Le reste de ma grossesse se passa avec joie, mais aussi avec douleur. Nous nous gâtâmes avec une échographie en trois dimensions et puis, nous avions fait un moule de mon ventre en plâtre. Je voulais faire le maximum de choses, ce que je n'avais pas pu faire à ma première grossesse et en profiter pleinement. Nous ne connaissions pas l'avenir et c'était peut-être ma dernière grossesse. Je chérissais chaque coup de pied et le frottement des petites mains sur ma paroi, ce qui me faisait un bien fou. Il bougeait moins et c'était plus délicat qu'à la grossesse pour Bryan. Alors, lorsqu'il remuait, ça me rassurait. Il était bien là et vivant. Je faisais moi-même des petites pressions sur mon ventre lorsque ça faisait longtemps que je ne l'avais pas senti, juste pour être rassurée. Marc lui parlait à travers mon ventre et lui souhaitait toujours une bonne nuit. Ce que j'avais toujours voulu s'était réalisé, soit de vivre une grossesse avec l'amour de ma vie et partager ces petits moments de bonheur. Il y avait malheureusement plusieurs inconvénients qui gâchaient mon idylle mentale. Je me sentais comme une baleine et pas du tout à l'aise dans mon corps. J'avais toujours chaud et je dormais mal, car chaque petit bruit que Marc faisait me réveillait. J'étais alors très fatiguée et mon humeur n'était pas à son meilleur. En plus, j'avais des maux de dos et surtout de la douleur aux aines. La tête du bébé étant très basse, elle appuyait constamment sur mes os pubiens. J'avais toujours envie d'uriner et même de la difficulté à me retenir. Heureusement qu'il y avait de temps à autre des massages faits par Marc, de la physiothérapie et mon bain. C'était ce qui me rendait heureuse à ce moment de ma vie et me soulageait.

Vers la trente-septième semaine de grossesse, Bryan revint de la maternelle avec un petit malaise. Il se sentait nauséeux et fatigué. Il ne faisait pas de fièvre, mais je m'occupai de lui et le couchai tôt. Le lendemain, je passai la journée seule avec mon garçon, car mon mari travaillait. Au déjeuner, Bryan n'avait pas d'appétit et lors du diner, il vomit un peu son repas. J'essayai de garder mes distances et me lavai souvent les mains pour éviter d'attraper son petit microbe. Ensuite, le reste de la journée se passa calmement, en l'occupant avec du bricolage et des jeux de société. Je voyais même une amélioration de son état, il n'avait plus la nausée. Le soir venu, je racontai ma journée à Marc et lui la sienne. Nous passâmes une belle soirée, mais je me couchai tôt car j'étais épuisée. Comme à l'habitude, je me réveillai au beau milieu de la nuit pour aller à la toilette. Ma vessie étant comprimée par ce petit être, il ne me restait que très peu d'espace pour mes organes. De plus, cette nuit-là, je me réveillai avec en plus un mal de cœur. Je pensai alors que j'avais trop faim et que j'étais en chute de glucides dans mon sang. Je pris alors un verre de lait et trois grandes cuillerées de compote de pommes. Étonnamment, j'avais toujours ce malaise qui me tourmentait. Je retournai me coucher en ne sachant trop que faire de plus pour améliorer la situation.

— Le sommeil est aussi un très bon guérisseur de maux, avais-je pensé. Malheureusement, je tournais à gauche, à droite et sur le dos, mais aucune position ne m'allait. J'entendais le ronflement de Marc de plus en plus fort dans ma tête et la chaleur monter en moi. Soudainement, un haut de cœur me submergea et remonta dans ma bouche, je sortis du lit pour me rendre à la toilette le plus rapidement possible à la hauteur de mes moyens. Ce que j'avais ingéré ressortit et plus encore. Je restai là, assise près de la toilette presque toute la nuit à sortir le méchant. Marc ne se rendit compte de rien jusqu'au petit matin où il me découvrit couchée sur le divan avec un bol près de moi. Je ne dormais pas très dur quand j'aperçus son s'ombre approcher. J'ouvris les yeux et lui racontai ma nuit d'enfer. Il recula et me conseilla de boire un peu d'eau. Il ne pouvait pas rester pour m'aider et devait partir travailler. J'appelai alors ma mère pour qu'elle vienne s'occuper de Bryan. J'en étais tout simplement incapable, ni même apte à garder de l'eau ni quoi que ce soit. J'avais même des contractions de plus en plus fortes et ça commençait à me faire peur. J'en parlai avec ma mère et elle me conseilla d'appeler ma sage-femme pour me rassurer. Celle-ci me recommanda d'aller à l'hôpital pour me faire réhydrater avec un soluté et ainsi diminuer mes contractions. Une fois rendue sur place, on m'examina et on conclut à une simple gastro-entérite. L'infirmière m'installa un soluté et me donna du Gravol par intraveineuse. Marc me rejoignit après son travail et me tint compagnie. Plus le temps passait, plus mes yeux fermaient tout seuls. Je demandai à plusieurs reprises à l'infirmière si je pouvais quitter, mais elle voulait que j'attende le médecin avant de partir. Il commençait à faire noir dehors et cela faisait déjà six heures que j'étais là. Enfin, le médecin nous rencontra et il me recommanda de rester dormir à l'hôpital pour une surveillance. Je refusai parce que je n'étais pas confortable dans ce lit et en plus, mon soluté était terminé ainsi que mes contractions. Je signai mon arrêt de soin sous le regard vexé de l'infirmière et quittai avec Marc. Elle arracha le cathéter de mon bras sans aucune délicatesse et me parla d'un ton si sec que je me demandais ce que ça pouvait bien lui faire à elle ! Marc et moi nous interrogeâmes mutuellement dans la voiture sur ce que nous venions de vivre et si nous avions vu la même chose. De retour à la maison, j'avais de la difficulté à garder les Gravol en comprimés donnés par le médecin avant de partir de l'hôpital, mais je réussis tout de même à en garder un assez longtemps pour m'endormir paisiblement dans mon lit. Le lendemain, je me sentais un peu mieux et cet épisode atroce était derrière moi. Je parvins à manger des biscuits soda et à boire de l'eau sans que rien ne remonte. Je repensais à ce que je venais de vivre. J'avais eu peur en arrivant à l'hôpital, on m'avait dit que je pouvais accoucher si je ne me réhydratais pas tout de suite. Je n'aurais pas aimé mon accouchement et je n'aurais pas pu tolérer les contractions. Je déposai ma main sur mon ventre, le caressai avec satisfaction et émit à voix haute à mon passager :

— Merci mon loup d'avoir attendu pour sortir, ce n'était pas le bon moment. Maman a hâte de te voir, mais attend encore une semaine au moins.

Plus la date d'accouchement approchait, plus mon impatience grandissait. Le premier décembre, j'installai le calendrier de l'avent et le regardai avec impatience. Ce n'était pas Noël qui m'intéressait, mais bien mon petit paquet cadeau que j'espérais bien avant le 25 décembre. Je ne voulais pas qu'il naisse à cette date, je voulais que son anniversaire soit bien avant, pour qu'il ait son moment à lui. La date prévue étant le 15 décembre, mon objectif était de ne pas dépasser ce terme. Je buvais des tisanes de feuilles de framboisiers, je marchais beaucoup, j'effectuais des exercices avec un ballon et je tirais mon colostrum pour ramollir mon col. Nos bagages pour l'accouchement étaient déjà près de la porte et le banc d'auto bien installé dans la voiture qui était pleine d'essence. J'avais fait de la popote, une grosse épicerie et du ménage dans la maison. En plus, j'avais de la difficulté à dormir la nuit. Mon nid étant prêt, j'attendais de pied ferme que mon bébé se décide à sortir. Cependant, j'étais en fin de session universitaire, alors l'idée de perdre mes eaux dans la salle d'examen ou ailleurs dans une place publique me rendait nerveuse. Je craignais aussi de me retrouver seule et de n'avoir pas le temps de me rendre à l'hôpital ou que Marc n'ait pas le temps de revenir de son travail. Il était à quarante-cinq minutes de route de la maison et pouvait être difficile à rejoindre. Je surveillais l'intensité et la fréquence de chacune de mes contractions de Braxton-Hicks qui devenaient de plus en plus imposantes. Je prenais des bains presqu'à tous les jours, ça soulageait mes maux de dos et mon inquiétude. Je craignais même de perdre mes eaux dans mon bain sans m'en rendre compte. Mes émotions étaient à fleur de peau et changeantes mais Marc tenait le fort. Le vendredi 10 décembre, n'ayant toujours pas accouché, ma sage-femme me planifia une échographie trois jours plus tard, afin de vérifier le vieillissement de mon placenta à la suite d'une de mes inquiétudes. J'avais entendu dire que lorsque le bébé est issu d'un transfert d'embryon, la grossesse ne doit pas être prolongée après la date prévue à cause d'un risque de vieillissement placentaire. Je voulais être certaine que tout aille bien et que mon bébé naisse en pleine forme. J'étais très tendue et je redoutais qu'un malheur ne s'abatte sur nous après tous nos efforts, même si j'essayais de me convaincre que nous méritions notre bonheur.

Dimanche le 12 décembre, nous allâmes prendre un café matinal chez les parents de Marc. Bryan s'amusait devant les bonhommes à la télévision pendant que l'on discutait de l'accouchement qui approchait. Je leur expliquai mes symptômes et mes sentiments récents. Mon beau-père, ainsi que ma belle-mère avaient touché mon ventre pour sentir les petits coups de pieds sous leurs mains. Ils étaient ravis d'avoir la chance de vivre ces petits moments précieux et m'en remercièrent. Nous restâmes là à discuter une partie de la matinée et nous partîmes dîner au restaurant pour manger une bonne poutine. Bryan était très heureux du repas et de sa journée en général. De retour à la maison, j'avais un peu de lessive à effectuer et Marc voulait ranger son atelier. Les rénovations dans la maison étaient complètement terminées, mais il n'avait pas eu le temps de ranger ses outils. Le temps avait filé à toute vitesse et il était déjà rendu 14h00. Je couchai Bryan qui avait viré sa chambre à l'envers en jouant aux super-héros ; il avait sorti tous ses costumes et figurines. Marc et moi avions aussi décidé d'aller faire une sieste à notre plus grand bonheur. Dormir est une très belle activité de couple, surtout enceinte ! Je vous le recommande fortement. Lorsque nous nous sommes réveillés collés l'un à l'autre, des envies coquines traversèrent nos esprits. Une fois notre amour comblée de joie, on entendit Bryan monter les marches en direction de notre chambre en chantonnant et en demandant :

— Maman, devine à quoi j'ai rêvé ? Maman, tu es où ?

Marc sortit de la chambre en premier et alla le rejoindre pour écouter ce qu'il racontait, pendant que je m'habillais aussi vite qu'une baleine puisse le faire. Je regardais l'heure sur mon téléphone en tournant la poignée de porte de ma chambre. Je fis le saut, il était déjà 16h30. La fin de semaine en famille était déjà bientôt terminée. Marc vint me rejoindre à la salle de bain et me proposa de me faire couler un bain pendant qu'il allait jouer au « trouble » avec Bryan. Sa proposition ne tomba pas dans l'oreille d'une sourde. J'acceptai avec plaisir son offre plus qu'alléchante. Mon corps avec ses formes rebondies se glissa doucement dans l'eau chaude, mousseuse et odorante. Une musique douce et des bougies scintillantes agrémentaient l'ambiance relaxante dans laquelle j'étais plongée. Je restai là à contempler mon ventre et à parler à mon bébé pendant un long moment. Ensuite, je me lavai de la tête aux pieds en prenant mon temps. Une fois propre et sèche, je me brossai les cheveux et mis mon pyjama. En essayant de mettre mon bas de pantalon, je sentis un peu de liquide couler le long de ma cuisse, mais c'était normal, car j'avais pris un bain. Je m'essuyai et gagnai la cuisine où Marc préparait le souper. Ça sentait bon, il était en train de faire cuire de la viande et de la sauce tomate. Nous discutâmes et je l'aidai dans la préparation du repas en buvant un grand verre d'eau. Après quelques minutes, je sentis encore un peu de liquide couler, mais

Marc m'avait fait rire juste avant. Je retournai dans la salle de bain m'essuyer et changer de bobettes. Marc riait de ma mésaventure et je mis la table pendant qu'il égouttait les pâtes. Ensuite, j'allai voir Bryan dans le salon pour l'avertir que le souper était presque prêt.

— Oui, c'est bon, j'arrive dans une minute, me lança-il.

En retournant en direction de la cuisine, je sentis encore mes sous-vêtements légèrement humides. Je trouvais ça un peu étrange, mais je ne m'en inquiétai pas pour autant. Une fois assise à table, j'attaquai l'assiette remplie de délicieux spaghetti devant moi avec gourmandise. J'avais une faim de loup et c'était tellement exquis avec le fromage fondant qui filait autour de ma fourchette. Mon assiette était presque vide quand je me sentis vraiment mouillée. Je m'excusai et allai à la toilette. Je m'écriai :

— Marc, on dirait que je me suis encore fait pipi dessus, c'est bizarre, je n'ai rien senti.

— Ah oui, ça devient de plus en plus intense la grossesse.

Je décidai de ne rien mettre du tout en dessous de mon pyjama, me lavai les mains et retournai m'asseoir à la table. Songeuse, je regardai Marc et lui affirmai :

— Peut-être que ce sont mes eaux, Loup ?

— À Bryan, tu avais perdu tes eaux d'un coup. Là ce n'est vraiment pas beaucoup, tu penses que ce serait ça ?

Je haussai les épaules.

— On ne sait jamais, peut-être que j'ai juste fissuré légèrement. Si ça continue, je vais appeler la sage-femme après le souper.

Il approuva d'un signe de tête. Une fois le repas terminé, je me levai pour aller chercher le dessert quand soudain, une flaque d'eau tomba sur le sol. Ce n'était clairement pas moi qui avais fait pipi par terre. Marc me regarda avec les yeux ronds et déclara :

— Je crois que tu as raison ! C'est certain que tu perds tes eaux, mon amour ! On va accoucher !

J'agrippai le calendrier indiquant les jours de garde de mes sage-femmes pour déterminer laquelle téléphoner et je composai son numéro avec enthousiasme. Je lui racontai brièvement les événements et mon inquiétude face à mon absence de contractions malgré la fissure de mes eaux. Elle m'expliqua que lorsque la poche des eaux est percée, nous avons 24 heures pour accoucher. Alors, elle me conseilla de rester chez moi et de me détendre pour attendre les contractions avant de la recontacter et ce, peu importe la fréquence. Il était 19h00 quand je l'appelai de nouveau. J'avais des contractions légères, mais constantes aux cinq minutes. Elles ne me faisaient pas mal, mais je savais que c'était que le début. La sage femme m'avait annoncé :

— Bon, puisque c'est ta deuxième grossesse, on n'attendra pas plus longtemps, rejoins-moi à l'hôpital dans une heure.

J'étais étonnée par la rapidité du déroulement.

— Je n'ai même pas encore mal, ce n'est pas un peu trop tôt ?

— Ça peut devenir vite intense et j'aimerais mieux t'installer le cathéter avant que tu sois en grosses contractions. Viens me rejoindre dans une heure à l'hôpital, je suis déjà là-bas.

J'acquiesçai et raccrochai le téléphone. Marc était tout excité et moi aussi. Nous devions téléphoner à ma mère pour qu'elle vienne chercher

Bryan. J'avais déjà fait son sac pour qu'il dorme là-bas. Bryan ne comprenait pas ce qui se passait, alors je pris un moment pour lui expliquer :

— Maman va aller à l'hôpital pour accoucher et toi, tu vas faire dodo chez Mamie et Papi. Demain après ton école, quand tu vas revenir à la maison, on va t'attendre avec ton nouveau petit frère.

Il sauta de joie dans mon lit avec sa baguette magique de Harry Potter et s'écria avec les yeux écarquillés :

— On va avoir un bébé ! Je suis trop content, merci maman !

Je lui souris et m'étendit dans mon lit un instant, le temps que ma contraction passe. Je me relevai et me changeai en enfilant un pantalon de jogging et un top d'allaitement, question d'être confortable. En bougeant, du liquide amniotique se mit à couler. J'avais mis une protection hygiénique, mais cette sensation de mouillé n'était pas très confortable. Je restai là étendue sur le côté pendant une demi-heure jusqu'à ce que ma mère arrive. Elle était contente de me voir en travail et me souhaita bonne chance avant de partir avec Bryan. Ensuite, Marc installa le moïse à côté du lit en tassant les deux commodes et la table de chevet. Tout était enfin prêt ! Je me brossai les dents et me coiffai un peu les cheveux. Puis, je mis un gros manteau d'hiver XL fait pour un homme. Pendant ce temps, Marc remplit une gourde d'eau et rentra les bagages dans la voiture. Je sortis de la maison comme un gros pingouin au bras de Marc et m'assis sur le siège passager qui était reculé au maximum. La chaussée était légèrement enneigée, mais le trajet se déroula à merveille. Je n'avais pas trop de douleur, c'était comme des petits pincements mais sans plus. Arrivés à l'hôpital, je montai les marches comme si de rien n'était. Ma chambre était très loin, tout au fond du corridor au deuxième étage. Je croisai une infirmière sur mon chemin et l'accrochai :

— Je vais accoucher. Pouvez-vous annuler mon rendez-vous de demain, j'avais une échographie.

Elle se mit à rire.

— Oui, bien sûr ! Sans problème, ne vous inquiétez pas avec ça.

Nous continuâmes notre route en direction de notre chambre. Ma sage-femme m'accueillit chaleureusement et prit mes signes vitaux ainsi que ceux du bébé. Par la suite, elle me fit un « stripping » qui est en somme un décollement des membranes entourant le placenta afin d'aider à déclencher le travail. Mon col était déjà ouvert à quatre centimètres et elle m'annonça que j'allais bien accoucher. Puis, elle se prépara à m'installer un cathéter qui allait servir à garder une veine ouverte par mesure de précaution à la suite de l'hémorragie que j'avais faite à mon premier accouchement. Elle piqua dans mon bras et ma veine éclata. Ensuite, elle réessaya ailleurs, mais encore une fois, ma veine ne résista pas. Jasmine, une infirmière de garde, vint se risquer à son tour. Elle essaya trois fois, mais sans succès. Je commençais réellement à désespérer. J'étais tannée d'être trouée de partout et je voulais qu'on me laisse tranquille. Une autre infirmière prit le relais, elle essaya sur mon avant-bras, mais encore une autre fois, ce fut un échec. Elle respira profondément et moi aussi, puis piqua dans une veine sur le dessus de ma main. Elle sortit délicatement son aiguille, colla un ruban adhésif sur le tube, m'annonça avec soulagement sa réussite et quitta la pièce. Je pris une grande inspiration et soufflai devant moi pour me détendre enfin. Sophie, ma sage-femme, tamisa la lumière et sortit à son tour pour nous laisser en amoureux. Dans la pénombre, Marc m'embrassa et me confia :

— Tu as été très bonne mon amour, j'avais hâte qu'elles te lâchent.

— Et moi donc ! lui chuchotai-je.

Nous restâmes là, nos fronts collés l'un contre l'autre, pendant un moment. Mes contractions avaient repris mais n'étaient pas très régulières. Sophie vint m'examiner et me proposa de bouger un peu, puis ressortit de la chambre. Marc mit alors de la musique sur son téléphone et me proposa de danser. J'acceptai son offre, nous n'étions que tous les deux dans une ambiance feutrée. Je dansai les bras autour de lui et bougeai mon bassin pour faire descendre le bébé plus bas. Ce n'était pas très chic à voir. Ensuite, Marc m'entraîna dans un « slow » et fit quelques pas de notre première danse de mariage. Ça m'avait fait sourire. Puis, nous restâmes plantés là dans au milieu de la chambre à parler des souvenirs de notre mariage. De retour avec nous, Sophie prit de mes nouvelles et me demanda si je voulais faire du ballon, ce que je fis alors que Marc sortit manger à la cafétéria. Je fis des ronds et des bonds pendant quelque temps, mais rien ne fonctionnait vraiment. Ma sage-femme n'était pas à son premier accouchement et avait plus d'un tour dans son sac. Elle m'offrit de tirer mon lait avec une machine électrique dans le but de fabriquer de l'ocytocine qui provoquerait naturellement des contractions utérines. J'acceptai sans broncher même si je n'aimais pas cette sensation ni le bruit de succion. J'avais l'impression d'être une vache disposée à se faire traire. Malgré mes appréhensions, trois quarts d'heure plus tard, mes contractions s'étaient accentuées. Sophie accepta d'arrêter la machine et je me couchai sur le côté dans le lit face à la fenêtre. Il était minuit et la douleur me transperçait de plus en plus, à chaque contraction. Marc devait presser ma main avec ses doigts à chacune d'elles. Ça me soulageait un peu, en changeant le mal de place. Plus le temps passait, plus j'avais de la difficulté à me contrôler. Alors, lorsque la contraction arrivait, je poussais un : « Hummmmm… » jusqu'à temps qu'elle finisse. Ça m'aidait beaucoup à libérer ma souffrance. La deuxième sage-femme venait d'arriver, elle nous salua et se présenta. Je n'étais pas tellement disposée à jaser et lui fit seulement un petit signe de bonjour. Marc répondit à ses questions pour moi, tout en continuant de presser ma main endolorie. Mon col était maintenant ouvert à six centimètres et complètement effacé, ce qui était relativement encourageant. Plus le temps passait, plus je sentais pousser dans le bas de mon dos. Les sage-femmes m'examinèrent et conclurent que le bébé était coincé dans une mauvaise position. Avec leur recommandation, je me mis à quatre pattes les fesses dans les airs et elles passèrent une couverture devant mon bassin, puis tirèrent l'une après l'autre de chaque côté du lit, me ballotant les fesses vivement de gauche et à droite. Je trouvais ça amusant et étrange et je n'étais pas gênée. Ça peut paraître curieux, mais leur technique avait fonctionné. Je ne ressentais plus cet inconfort me tirer dans le dos et le travail avait progressé. Vers 3h00 du matin, mes contractions redoublèrent, j'en avais une après l'autre sans même pouvoir respirer et relaxer entre elles. C'était très intense et je n'en pouvais plus. Je demandai à plusieurs reprises :

— Est-ce que c'est bientôt fini ? Est-ce que mon col est ouvert à dix centimètres ?

Heureusement que mon travail progressait rapidement, car autour de 3h20, j'étais déjà prête à pousser. J'avais hâte de me débarrasser de cette souffrance affreuse et de rencontrer mon petit trésor. Marc aussi était impatient de le voir, il m'encourageait à pousser en même temps que les sage-femmes. J'avais oublié cette pression atroce dans les fesses et le sentiment de devoir pousser un ballon de football. Mais plus je poussais, plus j'allais en finir vite avec les contractions, alors je me mis à la tâche promptement. Nous apercevions déjà la tête de mon bébé sortir et je touchai ses cheveux avec une main de libre. C'était gluant mais pas répugnant pour autant. Je poussai de nouveau à la contraction suivante et sa tête resta enfin prise à l'extérieur. Mon vagin brûlait, il était étiré à son maximum et Sophie mis une compresse d'eau chaude pour me soulager à cet endroit. Je répétai :

— Ça brûle ! Ça fait mal.

Mais je devais rester comme ça, jusqu'à la prochaine contraction, ce qui avait pris une éternité à arriver. Lorsque qu'elle arriva enfin, je poussai de toute mes forces pour sortir complètement sa tête de là. Marc put alors sortir le reste du corps du nouveau-né hors de moi, mais la sage-femme l'arrêta dans son élan. Le cordon était enroulé une fois autour du cou du bébé. Sophie lui retira et déposa Augustin sur mon ventre. Il était secoué par son arrivé dans ce nouveau monde, il était rougeâtre et mou comme de la guenille. Il ne pleurait pas et regardait au ciel. Mon cœur se serra et je demandai, la gorge nouée :

— Est-ce qu'il va bien ?

Sophie ne me répondit pas, elle était occupée à lui frotter le dos et à lui retirer ses sécrétions avec une poire. L'autre sage-femme nous avisa :

— Désolée, je vais devoir couper le cordon pour l'amener sur la table de réanimation.

Au moment même où elle disait ces mots atroces à mes oreilles, Augustin lâcha un cri et pleura. Sophie déclara candidement :

— Votre minou fonctionne à la menace !

Marc put alors couper le cordon ombilical et la sage-femme déposa mon bébé contre mes seins. Il s'arrêta de pleurer automatiquement, mais elle voulait l'entendre pleurer et le repris assis dans ses mains. Marc demanda à plusieurs reprises :

— Est-ce qu'il va bien ? Vous en êtes sûr ?

Moi aussi j'attendais la confirmation de Sophie. Elle nous assura que oui et quelques minutes après, le bébé avait repris du tonus. J'étais terriblement soulagée, je pouvais respirer. Il était enfin là, en vie et avec nous! Il était collé sur mes seins, me regardant. J'essayai de l'allaiter pendant que la sage-femme me pesait sur le ventre. Le placenta sortit sans trop de difficulté et aucun point de suture ne fut nécessaire, contrairement à mon premier accouchement. J'avais enfin la tranquillité et la douleur était terminée ! Sophie prit mon bébé avec ma permission pour effectuer les tests sur la table à côté du lit. Je ne voulais pas manquer ce moment et je regardais avec attention. L'autre sage-femme examina le placenta à la loupe pour vérifier qu'aucun morceau ne manquait au casse-tête. Une fois leur travail respectif terminé, Marc fit la technique peau à peau avec Augustin. Je rêvais de ce moment depuis très longtemps et ça arrivait là devant mes yeux. Je n'en revenais pas qu'on ait réussi à accomplir notre projet. Marc était un peu sous le choc et il ne réalisait pas que c'était son bébé à lui. Et moi, je me sentais épuisée et j'étais aussi dans le même état d'esprit que lui. Trois heures après l'accouchement, on partit en direction de la maison avec notre nouveau-né. Il commençait à faire clair à l'extérieur, le soleil s'était levé. Nous allâmes nous doucher et nous coucher en arrivant à la maison. Nous avions passés une nuit blanche et nous étions fatigués. Je déposai notre bébé déjà bien endormi dans le moïse à côté de mon lit. Marc s'endormit à son tour aussitôt, mais moi, je tournais d'un bord et de l'autre. Un reste d'adrénaline m'empêchait de sombrer dans le sommeil. Je demeurai là, les yeux fermés, question de me reposer un peu et je regardais de temps à autre Augustin qui faisait des petits bruits de respiration sifflante. Nous nous levâmes vers midi avec le ventre creux. Pendant que j'allaitais Augustin et le changeait, Marc partit chercher des sushis. Je mangeai avec gourmandise, ce plat dont je m'étais privée pendant la grossesse. J'étais une heureuse maman comblée par mon bébé et par le ventre. Je remerciai mon amoureux et il me remercia à son tour, main dans la main, mais pour une autre raison. Par la suite, nous avons eu la visite de mes beaux-parents, puis de la marraine. Vers 15h30, j'étais dans le salon avec Augustin quand mes parents arrivèrent avec Bryan. Il revenait de l'école et il parlait très fort dans le hall d'entrée. Je l'entendais dire :

— Moi, j'ai hâte de le voir !

Ensuite, je l'aperçus marchant vers moi sur la pointe des pieds pour ne pas réveiller le bébé. Bryan me sourit timidement et s'assit à côté de moi. Il prit la petite main d'Augustin et marmonna :

— Il est tout mignon.

Il était impressionné par ce nouveau petit être si fragile. C'est alors que je proposai à Bryan de prendre son frère dans ses bras.

— Non, il va pleurer ! balbutia-il.

Je lui donnai malgré ses appréhensions et lui expliquai comment tenir sa tête. Il fit vraiment attention à ses gestes et me le redonna. Un peu moins de deux semaines plus tard, Noël arriva. Notre premier Noël à quatre se déroula dans la joie et la fatigue mais nous avions reçu le plus beau des cadeaux : notre petit miracle à nous.

2022

# 12. LE PRÉSENT ET L'AVENIR

Le temps passe à toute vitesse et déjà, je dois penser à cesser d'allaiter mon petit Augustin. Je diminue un boire graduellement et le remplace par de la préparation commerciale. Je me sens mal de devoir arrêter. J'aurais aimé continuer jusqu'à l'âge de huit mois au moins, comme pour Bryan. Malheureusement, comme nous requérons des traitements en fertilité et que nous désirons débuter une autre grossesse avant la fin de mon congé parental, je dois arrêter l'allaitement complètement lorsqu'Augustin aura trois mois. Je me suis judicieusement fait une réserve de lait maternel congelé pour qu'Augustin puisse profiter de mon lait un mois de plus. Je vis une journée à la fois et je profite de mes allaitements. C'est un sentiment unique en son genre qui va me manquer ainsi que de le voir téter avidement mon précieux liquide.

Quelques semaines plus tard, j'arrête mon allaitement. Après avoir subi deux mastites, je me sens soulagée de ne plus avoir mal aux seins, mais je suis triste intérieurement ; j'ai le sentiment d'être une mauvaise mère. Marc essaye de me rassurer, mais j'ai de la peine. En plus de me sentir abattue, mes règles sont revenues, rien pour m'aider. Le lendemain, Marc et moi allons rendre visite à ses parents avec Augustin. Bryan est chez son père pour la semaine. Ma belle-mère me sert un café que je bois presque d'un seul trait, car ma nuit a été difficile et mouvementée. Elle me questionne alors :

— Bon ! Là, ton allaitement est terminé, quelles sont les prochaines étapes ?

— Oui, c'est terminé, lui émis-je en retenant mes larmes.

Je bois un instant, le temps de me ressaisir et explique :

— Je dois effectuer des prises de sang dans six semaines, car il faut que ma prolactine soit revenue à la normale. Elle doit être de moins de vingt milligrammes par millilitre pour débuter les démarches. Je passerai également une échographie de réserve ovarienne. Marc, lui, doit aussi passer un bilan sanguin complet et en plus, un spermogramme. Ensuite, nous devons attendre les résultats et voir le médecin pour discuter des résultats et des prochaines étapes.

Mon beau-père, perplexe, demande :

— Ok, mais est-ce que vous avez l'intention de faire transférer l'embryon qu'il vous reste ?

Marc poursuit la bouche pleine d'amandes :

— On ne le sait pas si on prendra la chance d'essayer l'embryon ou si on va tout de suite faire une nouvelle FIV. On hésite beaucoup car il n'est pas de bonne qualité et s'il ne fonctionne pas, on perd du temps et de l'argent.

Je renchéris :

— C'est inquiétant car s'il meurt en décongelant, on n'en a pas d'autres. Alors, on perd notre transfert.

Songeur, mon beau-père met sa main sur son menton et lance :

— Si j'étais vous, j'essayerais l'embryon restant. Ça va peut-être fonctionner et au contraire, vous allez sauver beaucoup d'argent.

Je hoche la tête et regarde Marc qui est assis dans la chaise berçante. Je réponds :

— Oui, on verra, notre décision n'est pas encore prise.

Début mai, je rencontre enfin le médecin. Nous parlons des résultats et du protocole à venir. Avec ses recommandations, je décide de subir, dans les prochaines semaines, une biopsie de l'endomètre. De plus, Marc et moi allons tenter le transfert de notre embryon restant. Nous allons lui donner sa chance et prier pour qu'il fonctionne.

Trois semaines plus tard, je reçois le résultat de ma biopsie. Mon endomètre est normal, je ne fais pas d'endométrite. Je suis trop contente ! En plus, ce matin, mes règles sont arrivées un peu plus tôt que prévu, ce qui veut dire que mon TEC numéro cinq commence officiellement aujourd'hui. Je dois aller à la pharmacie avec Augustin pour acheter tous les médicaments nécessaires au transfert d'embryon. Ils vont m'implanter mon dernier petit coco au congélateur, un 2bb de jour six.

De retour à la maison, enfin après quatre heures de voiture seule, car Marc ne pouvait pas s'absenter, je suis totalement épuisée. J'ai eu mon échographie aujourd'hui et le médecin m'a dit que tout était parfait pour commencer. Ce soir, je prends du Letrozole et ce, pendant cinq jours. Ça va être difficile au niveau de la fatigue d'autant plus qu'Augustin se réveille toutes les nuits. Ce que je prévoyais arriva, je fus terriblement épuisée durant ses cinq jours, mais déterminée à obtenir un deuxième miracle. J'ai été d'humeur changeante et Marc me l'a fait remarquer plus d'une fois.

La deuxième échographie arrive enfin après quelques jours de pluie. Heureusement, cette fois-ci, Marc vient avec moi, car nous sommes la fin de semaine. Nous emmenons Augustin très tôt ce matin chez Mamie. Pendant le trajet vers la clinique, nous en profitons pour nous questionner sur le prénom du futur bébé et nous chantons à tue-tête, le sourire aux lèvres. J'aime ces moments avec Marc. Rendus à la clinique, Marc attend dans le hall d'entrée, il ne peut toujours pas assister à certains rendez-vous à cause de la covid. Alors, je rentre seule et rapidement, on m'appelle dans la salle d'échographie. Le médecin me salue, l'infirmière me demande de retirer mes vêtements et d'installer mes pieds dans les étriers. Une fois la sonde à l'intérieur de mon utérus, sur l'écran, le médecin mesure mon endomètre et ensuite mes follicules. Il finit par me dire :

— Votre endomètre est à onze millimètres et vous avez trois follicules de treize, quinze et dix-sept millimètres.

Mon visage s'illumine et je le questionne sur le moment où je vais devoir déclencher mon ovulation. Il émet, sûr de lui :

— Demain soir à 23 heures.

Je me rhabille en vitesse et les remercie avant de me diriger vers la sortie.

Trente-six heures plus tard suivant mon injection d'Ovidrel, mon ovulation a lieu et je me rends une fois de plus à la clinique, mais cette fois-ci, pour une prise de sang. L'infirmière récolte mon sang pour y prélever mes cellules mononuclées lymphocytaires. Mes cellules seront incubées pendant 48 heures pour ensuite être transférées dans mon utérus. Il y avait beaucoup de circulation sur la route ce matin, j'ai failli arriver en retard. Je suis un peu crispée lors du rendez-vous, mais personne ne s'en aperçoit ou m'en fait la remarque.

Enfin, le 10 juin 2022, je pars tôt pour emmener Augustin chez Mamie. Heureusement, cette fois-ci, il n'y a pas de bouchons de circulation. Arrivée à destination à l'avance, je vais aux toilettes et m'assis confortablement dans un des divans de l'accueil. Après plusieurs minutes d'attente pour l'insémination de mes cellules, une voix m'extirpe de mes pensées. J'entends une femme pleurer de joie et je lève la tête en sa direction. Elle a environ trente ans, les cheveux longs d'un brun soutenu. Cette belle inconnue exprime à la réceptionniste avec ses yeux remplis d'eau :

— Désolée, je suis trop émotive, ça fait tellement longtemps que j'attends ça.

Ça me fait un petit pincement au cœur, car je me reconnais en elle, j'ai déjà ressenti ce sentiment. Je me sens soudainement à mon tour très émotive. Nous sommes au début de nouvelles démarches et nous ne connaissons pas l'avenir. J'espère tellement que mon embryon va survivre à la décongélation. C'est un besoin viscéral d'avoir des enfants et quand ça ne fonctionne pas, c'est tellement frustrant. Je compatis avec tous les couples qui doivent passer par là. Nous sommes présentement six femmes assises dans la clinique à attendre qu'un miracle nous arrive. Il y a des femmes de tout âge, d'ethnies et d'origines diverses, mais nous avons toutes un point en commun. Lorsque j'ai pris la route ce matin, je me sentais forte et capable de réaliser toute ces étapes seules. Je repense aux événements que j'ai vécus et au parcours effectué. C'est beau la vie, mais ça peut être laid aussi. Il faut apprécier chaque beau moment qui passe et ne pas se laisser abattre par les moins beaux. Chaque personne a son histoire, je ne connais pas l'histoire des autres patientes dans cette clinique, ni leurs problèmes. Je vois seulement que je ne suis pas toute seule, nous sommes plusieurs à passer par ce chemin. L'autre jour, Marc et moi écoutions une série télévisée « La servante écarlate ». Le souci dans cette fiction, est que le taux de natalité est en chute à cause de la pollution. Les femmes fertiles sont emprisonnées et au service des dirigeants pour leur donner des enfants. Je ne crois pas que nous allons en arriver là un jour, mais je me questionne si c'est ce qui est progressivement en train de se produire. Les hommes ont de moins en moins de spermatozoïdes et ça, c'est réel. Il va falloir que le gouvernement change sa mentalité et proclame que l'infertilité est une maladie. C'est quand même tabou l'infertilité, mais en parlant avec les gens, nous réalisons que nous ne sommes pas seuls dans cette situation. Par exemple, la fille de notre voisine a eu recours à plusieurs inséminations qui n'ont pas fonctionné et elle a maintenant adopté un enfant. Marc a parlé avec une collègue de travail qui a vécu la même chose, il y a de ça plusieurs années. Mes parents m'ont parlé que la fille de leurs amis ne pourra pas avoir d'enfant à cause d'une maladie qu'elle vient de découvrir. L'amie de Laurie a également des problèmes de fertilité. Une femme que j'ai rencontrée aux urgences lorsqu'Augustin était malade, m'a fait part des nombreuses inséminations qu'elle avait dû subir pour avoir sa fille. Et j'ai découvert qu'une amie du primaire était dans le même bateau que moi. Bref, ça me fait un peu peur pour mes enfants. J'espère qu'ils n'auront pas à passer par là pour avoir des enfants à leur tour, s'ils le désirent. Mais, si c'est le cas, je vais être là pour les soutenir dans cette épreuve. L'infirmière m'appelle pour recevoir l'insémination de mes cellules lymphocytaires. Vivement que cette procédure fournisse le résultat escompté et que mon embryon s'implante lundi.

Nous sommes arrivés au fameux jour du transfert et j'ai tout préparé ce matin pour partir en voiture avec ma belle-sœur. Marc ne peut être là, il est pris à son nouvel emploi. Je suis nerveuse et j'ai hâte que mon petit coco soit à l'intérieur de moi, bien au chaud dans son petit nid douillet. Soudain, mon téléphone se met à sonner en même temps que ma belle-sœur arrive en voiture devant la maison. C'est la clinique, mon sourire disparaît de mon visage en une fraction de seconde et je réponds sans même dire bonjour :

— Mon embryon va bien ?

— Malheureusement non, Madame, il n'a pas survécu.

Mon cerveau, mon cœur ainsi que ma respiration se figent. Je n'assimile plus ce que l'embryologiste me raconte et raccroche en lui souhaitant bonne journée. Ma tête est accotée dans mes mains, je suis découragée, triste et en colère. Des larmes coulent le long de mes joues et un cri de tristesse sort de mon être. Nous avons échoué, ce que je redoute depuis hier arrive et maintenant, nous n'avons plus rien. Je ne comprends pas pourquoi nous avons eu autant d'embryons morts en décongelant. C'est atroce, tant d'efforts et de rendez-vous pour rien. Maintenant, nous allons devoir emprunter de l'argent à la banque et nous endetter pour obtenir notre deuxième miracle. De plus, il n'y a absolument rien de certain, nous pouvons payer des sommes astronomiques sans avoir de résultat à la fin. C'est très stressant et angoissant comme processus. Je n'ai pas envie de recommencer tout un processus, mais je vais devoir me faire à l'idée. Présentement, c'est difficile à digérer, je vais devoir y réfléchir et me détendre. J'ai les nerfs à vif et la panique gagne mon corps. Je sais que ce n'est pas la fin du monde, mais c'est la fin pour mes trésors. Je suis étourdie et désemparée, j'espère avoir la force mentale pour affronter encore une fois toutes ces démarches. Je téléphone à la clinique pour connaitre les prochaines étapes de ma future deuxième FIV. Elle me communique que je suis prête à débuter dès mes prochaines règles, mais que je dois attendre le courriel d'une infirmière qui elle, va me dire quand débuter l'Estrace.

J'attends depuis deux jours et aucune nouvelle de personne. Je décide d'appeler moi-même et laisse un message sur la boîte vocale des infirmières. À la fin de l'après-midi, je reçois le fameux courriel que j'attendais. Cette infirmière raconte qu'elle préférerait que j'attende le prochain mois avant de commencer. Elle veut être certaine que j'aie pris de l'Estrace pendant sept jours avant que mes règles débutent afin d'éviter le risque de kyste. Je n'en reviens pas, c'est sa faute, j'attends son courriel depuis deux jours, j'aurais pu prendre les pilules plus tôt et j'aurais été dans les délais. Je lui retourne aussitôt un message en lui proposant une alternative. Je vais commencer dès maintenant la médication et nous allons voir quand mes règles vont débuter, car de toute manière, je ne suis pas régulière. Quelques minutes après, je reçois sa réponse disant qu'elle accepte à condition que mes règles débutent plus tard. Je suis soulagée, je n'ai pas envie d'attendre encore plus longtemps. En fertilité, il y a toujours des délais supplémentaires et je crains de ne pas tomber enceinte avant que mon congé de maternité ne se termine. Je me retrouverais sans salaire. Maintenant, je dois croiser les doigts pour que tout arrive parfaitement. De plus, la banque nous a prêté de l'argent pour payer la FIV, mais présentement, le compte est gelé et ce, pendant cinq jours ouvrables. Cette situation me crée un stress supplémentaire que tout arrive au bon moment, car je dois payer la somme totale le jour de l'échographie, soit au début de mon cycle menstruel.

Je prends de l'Estrace depuis maintenant cinq jours, je dors debout. J'ai de la difficulté à faire mes journées et mes nuits avec Augustin. Je n'ai plus d'énergie et mes yeux ferment tout seuls. C'est comme si on m'avait donné des somnifères. Je ne me rappelais plus ce symptôme si atroce. Je ne sais pas si c'est pire maintenant parce que j'ai un bébé à m'occuper. Ce médicament donne des symptômes différents selon la personne qui les prend. Pour ma part, le sommeil et un léger mal de ventre sont au rendez-vous. J'ai dormi douze heures cette nuit grâce à l'aide de Marc, mais malheureusement, je ne me sens pas reposée.

Mes règles sont enfin arrivées après sept jours d'Estrace et j'appelle à la clinique pour planifier mon rendez-vous pour une première échographie. Je ressens un mélange d'appréhension et d'excitation. C'est le début d'une nouvelle aventure qui sera, je l'espère, marquée de peu d'embûches. Je me sens prête à me lancer dans le vide et j'espère que le parachute se déploiera au bon moment. Je dois faire confiance aux médecins et aux autres professionnels qui s'occupent de moi. Je dois avoir confiance en mon corps et en la vie. Nous ne connaissons pas l'issue de cette FIV, c'est vraiment un coup de dé. Cette nuit, j'ai rêvé qu'on congelait mes bébés dans des congélateurs de cuisine industrielle. Il y en avait trois, je pouvais les voir à travers la vitre et ils étaient déjà tout formés à l'état de nouveau-nés. J'attendais qu'un médecin viennent me dire lequel il allait décongeler pour me le donner. Je me souviens n'avoir pas trouvé cela étrange, mais en me réveillant ce matin, ce rêve me parut plus que farfelu. En y repensant bien, j'ai eu l'impression que c'étaient des poupées et non de véritables bébés. Je suis réellement préoccupée par tout ce qui a trait à la fertilité, mon cerveau en est saturé et en voici la preuve.

Le 23 juin 2022, c'est la fin de l'année scolaire pour Bryan. Moi, je vais à la clinique pour la première échographie de ma FIV. De plus, j'achète mes médicaments à la pharmacie spécialisée pour débuter les injections tout à l'heure. Je dois prendre du Gonal F à cent unités pendant six jours et ensuite, rencontrer à nouveau le médecin. Les injections ne me font plus peur et je sais que pour l'instant, je n'ai pas d'inquiétude à avoir. Au besoin, Marc sera là pour m'épauler comme il l'a toujours fait.

Il y a maintenant quelques jours que je m'injecte le Gonal F. Certains jours, j'ai un mal de ventre qui perdure toute la journée, le lendemain, c'est la fatigue qui m'incommode. Alors que d'autres jours, je rayonne comme si rien n'était arrivé. Quoi qu'il en soit, je dois continuer à injecter le Gonal F chaque soir jusqu'à mon rendez-vous.

Enfin, l'échographie numéro deux arrive et nous vivons une avalanche de déception et de désespoir. Aucun follicule n'a poussé, je n'en reviens pas. Ma médication a-t-elle été trop faible ? Le médecin sur les lieux se pose aussi la question, mais décide d'attendre au prochain rendez-vous avant d'augmenter la dose à cent-douze virgule cinq unités. Je ne comprends pas sa décision. Pourquoi attendre alors que les faits sont là ?

Je reviens à la maison totalement déboussolée, nerveuse et apeurée. J'éprouve un bouillon d'émotions et comme par enchantement, des gros nuages gris chargés de tension ont couvert la maison et la pluie se met à tomber. Ma confiance envers les médecins diminue de plus en plus. Ils ne savent pas vraiment ce qu'ils font, ce sont des essais-erreurs. La sensibilité aux médicaments est différente pour chaque personne. À ce moment précis, un dilemme me trotte dans la tête. Devrais-je moi-même augmenter la dose ou attendre la prochaine échographie et risquer de devoir annuler ma FIV ? Ne sachant que faire et ce, même avec l'appui de Marc qui me suggère de l'augmenter, je prends un bain pour me détendre. L'eau est chaude et apaisante. Mon corps y est immergé et mes yeux sont clos. Je fais des mouvements de va-et-vient avec mes mains pour sentir la douceur de l'eau et entendre le clapotis des petites vagues. Après plusieurs minutes, je regarde l'heure sur mon téléphone. Il est temps que je me lave et sorte pour faire mon injection. Une fois propre, habillée et avec la seringue dans les mains, je regarde Marc dans les yeux et chuchote :

— On écoute le médecin…

Il me fait un signe de désapprobation.

— Tu es sûre ? Tu ne veux pas faire ta rebelle ?

Je ne réponds pas. Un combat décisionnel entre mes deux moi se déclenche dans mon cerveau. La pression est trop forte, je ne sais pas quoi choisir. Je tourne la seringue à cent-douze virgule cinq très rapidement et me l'injecte sans même avoir le temps de vraiment y penser. Il est trop tard maintenant, mon instinct a choisi et je l'ai écouté plutôt que le médecin. Je m'en veux, mais Marc me rassure que j'ai fait le bon choix et me sourit. Je dois maintenant vivre avec ma décision et attendre la prochaine échographie pour voir si nous avons eu raison.

Les jours ainsi que les échographies s'enchaînent et ma confiance augmente avec mes follicules. Avec mon petit plus de Gonal F, je réussis à avoir un total de vingt-six ovules après quinze jours de stimulation et quatre échographies. C'est un peu plus que prévu, mais je ne regrette pas ma décision. Je l'ai fait et il est maintenant trop tard pour reculer, j'aime mieux ne pas être accablée de remords.

Le jour de la ponction, je me réveille avant même que mon cadran ne sonne. Marc dort encore en position fœtale avec son oreiller de corps et la bouche ouverte. Il est beau malgré son allure, il a l'air paisible. Puis, le temps que je le contemple, l'alarme de son téléphone sonne et le tire de son sommeil. Il émet un grognement de mécontentement et se frotte les yeux avec la paume de ses mains. Je lui laisse le temps de sortir de son état léthargique et j'enfile des vêtements confortables. Malheureusement, ce matin, je ne peux pas manger ni boire un café. Je vais devoir me contenter d'un peu d'eau. Je dois être à jeun pour la ponction ovarienne. Mes pantalons sont très extensibles et c'est une bonne chose, car j'ai déjà le ventre ballonné. Et je n'imagine pas après l'opération ! Une fois Mamie arrivée pour garder les enfants, nous partons en voiture. Il est très tôt le matin et nous sommes en avance, mais vaut mieux être en avance qu'en retard. La ponction doit avoir lieu 35 heures après la prise de Suprefact, soit une heure avant mon ovulation. C'est très précis et important d'être là au bon moment. Durant le trajet, Marc me fait la conversation et essaye de me faire rire, mais je demeure silencieuse. L'angoisse de cette opération me traverse dans tout le corps et j'essaye de rester sereine. En arrivant à la clinique, Marc me regarde et lance :

— Je sais que tu es nerveuse, mais tout va bien aller, tu es forte et je t'admire. Merci encore de faire ça pour moi, je t'aime.

Je dépose alors ma tête sur sa poitrine et le serre fort contre moi. Il m'étreint à son tour et me donne un bisou sur la tête. Je le repousse doucement et le regarde droit dans les yeux :

— Moi aussi, je t'aime ! Seulement, j'aurais aimé ça que tu m'accompagnes dans la salle d'opération, c'est le moment où j'ai le plus besoin de toi.

Il me prit la main, m'entraine vers la porte et soupire :

— Je sais… Je ne comprends pas pourquoi on n'a plus le droit.

En rentrant dans la clinique, Marc et moi nous séparons. Lui va faire son échantillon de sperme et moi, je me dirige vers la salle d'opération, seule. L'opération se déroule relativement bien, je ressens un peu de douleur au début. Puis à la fin de la ponction, je ne sais pas pourquoi, mais je commence à sentir l'aiguille qui pique dans mes follicules. Le mélange de peur et de médicaments me fait craquer, je me mets à pleurer. Je demande que Marc soit là, au moins dans la salle de réveil. Ils acceptent, voyant mon état émotif. J'ai besoin d'être rassurée et mon amoureux remplit ce rôle à merveille. Je ne vois pas la route du retour vers la maison. Je suis trop exténuée et je dors tout le long du trajet. Il faut dire qu'on m'a donné des antidouleurs qui m'ont assommée. En plus de ma sieste dans l'auto, je dors une bonne partie de l'après-midi pendant que Marc s'occupe des enfants.

Le lendemain, je reçois un courriel de ma clinique qui m'a complètement déstabilisée. Sur vingt-six ovules, il y en a vingt et un matures qui ont pu être micro-injectés. Jusque-là ça va, je m'y attendais, cependant, sur les vingt et un, seulement dix ont fécondé ! Je n'en reviens tout simplement pas, pourquoi si peu alors que nous avons tout fait. J'ai bien mangé, j'ai pris des vitamines et Marc aussi. Nous n'avons pas bu d'alcool et nous avons respecté le délai pour l'échantillon spermatique. En plus, nous avons payé pour le procédé ISCI et ZYMOT qui est supposé augmenter les chances de fécondation. Ce courriel m'a démoralisée, tellement que j'en vomis. Je ne sais pas si c'est la nouvelle ou mes antidouleurs qui m'ont donné la nausée, mais je ne me sens vraiment pas bien. J'essaie de me calmer les nerfs, mais j'en suis incapable alors j'appelle la clinique pour obtenir plus d'explications. Je finis par avoir ma réponse en fin de journée. L'embryologiste m'explique que c'est un résultat normal et que je n'ai pas à m'inquiéter pour la suite des choses. C'est difficile de garder la tête froide, mais je dois rester forte et positive dans toute cette aventure. Je tente de me le répéter même si concrètement, ce n'est pas évident. J'essaie de prendre soin de moi et de mon rétablissement. J'ai hâte de désenfler et de retrouver mon énergie. Je veux passer un bel été avec mes deux garçons et être en pleine forme pour eux. Cette pause jusqu'au transfert d'embryon va être bénéfique pour tous. Je n'ai pas eu de transfert frais, mais ce n'est pas grave car je m'y attendais à cause de mon hyperstimulation. Alors, je patiente pour connaître le décompte de mes embryons au congélateur et après, je ne penserai plus à tout ça jusqu'à la mi-août. Le plus dur est fait et je suis fière d'avoir réussi à passer au travers.

Trois jours plus tard, c'est avec surprise que nous découvrons qu'il n'y a pas dix, mais bien treize embryons qui ont fécondé et qui sont toujours là. Une fois le téléphone raccroché, je saute dans les bras de mon mari et nous rions de joie. Maintenant, l'éventualité de n'avoir plus aucun embryon à la fin des cinq jours d'attente s'étant dissipée, nous allons pouvoir respirer un peu.


Enfin, les cinq jours ont passé. Ce matin, je vais savoir officiellement si notre FIV est une réussite ou un échec. Mon café terminé et les enfants habillés, j'attends impatiemment devant mon téléphone. Augustin et Bryan jouent ensemble sur le sol. Je les regarde avec fierté. J'en ai presque les larmes aux yeux de les voir ainsi. Ils sont tellement beaux, intelligents, gentils et en santé. J'espère bientôt arriver à créer encore une dernière fois, une autre merveille comme eux. J'ai le temps de laver les deux salles de bains et de revenir de ma marche avant que mon téléphone ne sonne. Je réponds promptement et j'écoute attentivement ce que l'embryologiste me dit, un crayon en main. Elle m'annonce qu'elle a pu congeler cinq beaux embryons de bonne qualité. Je m'empresse d'inscrire les grades : « 3ab,4aa,5aa,5aa et 3aa ». Je raccroche, soulagée et sereine. Je m'attendais à quatre embryons alors, c'est excellent. En revanche, je suis perplexe, il a fallu sept embryons pour concevoir Augustin, alors j'espère que cinq seront suffisants. Cette soirée-là, Marc et moi célébrons notre réussite avec une bouteille de mousseux. Maintenant, nous avons franchi la première étape, le combat n'est pas terminé, mais je peux dire adieu à cette expérience. Je ne devrais plu refaire de FIV de ma vie et je n'en suis pas malheureuse, loin de là ! Le lendemain matin, mes règles commencent violemment et abondamment. Ce que je comprends, c'est que la ponction détruit le corps jaune qui, lui, produit de la progestérone et sans celle-ci, les règles arrivent plus rapidement que prévu. De plus, à cause de la prise d'Estrace, mon endomètre était très épais soit autour de 16 mm, alors il y a plus de résidus à évacuer.

Plusieurs semaines ont passé et maintenant, j'attends impatiemment mes règles pour commencer mon TEC. J'ai eu plusieurs épisodes de « spotting » durant ce cycle. La FIV a déjoué un peu mon corps et j'espère que ça ne va pas tout retarder. J'ai terriblement hâte de tomber enceinte. Depuis quelque temps, je m'entraîne chaque matin. Après ma FIV, j'ai fait le saut lorsque je me suis pesée sur la balance. J'avais pris huit livres en moins de trois semaines. Les hormones ont joué sur mon corps à plusieurs niveaux. C'est malheureux, mais je dois voir ça comme une opportunité. Je veux maigrir, mais également être plus en forme et en santé. J'ai perdu beaucoup de masse musculaire et de tonus lors ma grossesse pour Augustin et j'aimerais ne pas répéter le même schéma à la prochaine.

Mes règles ne sont jamais arrivées, j'ai dû téléphoner à la clinique pour une prescription d'APO-Medroxy de trente milligrammes par jour et ce, pendant trois jours. C'est de la progestérone qui sert entre autres à déclencher les menstruations au maximum quatorze jours suivant le dernier comprimé. Cet après-midi, j'ai pris le premier comprimé après avoir fait un test de grossesse négatif. J'espère qu'il ne m'occasionnera pas trop de symptômes.

Une semaine plus tard, j'attends toujours impatiemment que mes règles débutent. Nous allons en camping avec ma famille et j'apporte le nécessaire au cas où. Augustin n'a pas bien dormi dans la tente et je reviens de la fin de semaine complètement épuisée et toujours pas menstruée. Il faut dire qu'avec deux jeunes enfants, ça demande beaucoup d'organisation. Après avoir tout rangé au bon endroit et lavé tous les vêtements, je peux enfin me reposer. Cependant, Bryan a toujours de l'énergie à revendre et je pars avec lui et Augustin en direction du parc. Il fait beau à l'extérieur mais pas trop chaud pour la saison. Après un pique-nique en compagnie des écureuils et des guêpes, nous nous dirigeons vers les jeux d'eau. Comme d'habitude, Bryan s'empare du pistolet à eau et s'amuse comme un fou. Je le regarde avec Augustin sur mes genoux qui sourit de joie avec ses trois dents. Bryan revient vers moi en grelottant, il a froid. Je le sèche et il se change, puis nous restons au parc tout l'après-midi. De retour à la maison, je me couche sur le divan pendant un instant, j'ai un peu mal au cœur. Je ne sais pas si c'est la crème glacée ou la fatigue qui en est la cause. Marc arrive de travailler et nous nous lavons. Je n'ai pas envie de faire le souper, je suis trop exténuée. Marc propose alors d'aller souper dans un buffet à volonté. Après réflexion, j'accepte son offre et nous allons reconduire Augustin chez mes beaux-parents. Ma belle-mère me questionne sur l'arrivée de mes règles et me propose de refaire un autre test de grossesse, au cas où. Je pense que c'est inutile, mais Marc est de son avis. Une fois rendue au restaurant, l'appétit me revient et je mange : des cuisses de grenouilles, des sushis, des moules, des crevettes, de la lasagne, de la viande fumée, des olives, du poulet général tao, du brocoli et des fèves germées. Nous partons le ventre bien rempli. J'ai hâte de retourner à la maison, mais Marc insiste pour que nous arrêtions à la pharmacie avant de récupérer Augustin. Enfin de retour à la maison, nous couchons chacun un enfant et nous nous retrouvons entre adultes. C'est alors que Marc insiste :

— Tu devrais faire le test tout de suite.

J'hausse les épaules sans grande conviction.

— Oui, si tu veux.

Je me dirige vers la salle de bain. Je fais pipi dans un pot et le met sur le comptoir, puis trempe le test à l'intérieur. Je regarde et à l'instant même où le liquide se rend à la lunette du test, j'aperçois une première ligne rosée. Je trouve ça curieux et j'attends que le liquide se rendent à la deuxième lunette. C'est alors que je réalise que la première ligne était en fait, celle du test et la deuxième, celle de contrôle. Sous mes yeux, je vois très clairement deux lignes foncées et je n'en reviens pas. Est-ce que je rêve ? Je me pince l'avant-bras pour être certaine et prends le test dans mes mains. Les deux lignes sont toujours là. Je sors de la salle de bain et m'écris en pleurnichant :

Marc ! Je suis enceinte. Je suis enceinte !

Il est en train de préparer des tisanes et se retourne, intrigué.

— Quoi ? Tu n'es pas sérieuse ?

Je lui tends le test de grossesse et il aperçoit comme moi les deux lignes très foncées. Il s'exclame alors :

— Ben non ! Ce n'est pas possible ! Tu es enceinte et on vient de payer une FIV. Est-ce qu'il est de moi ? Est-ce que tu es sûre ?

Je ris et promets :

— Je te le jure sur la tête de tout le monde que j'aime que ce bébé vient de toi. C'est vraiment un miracle, je ne croyais pas que c'était possible.

— Moi non plus, dit-t-il pensivement.

Marc sort son téléphone et annonce la bonne nouvelle à ses parents et je fais de même avec les miens. Nous sommes trop heureux pour garder cette nouvelle pour nous. Ils en sont tout aussi étonnés que nous. Nos plans de la soirée tombent à l'eau, nous sommes trop absorbés par cette nouvelle. Je dois contacter la clinique de fertilité pour obtenir une échographie et effectuer des prises de sang pour connaître mon taux de HCG. Avant de nous coucher, Marc relate une phrase que son médecin lui avait dit des années plus tôt :

— Ça en prend juste un.

Je secoue la tête et lance :

— Nous sommes vraiment chanceux, des miracles naturels n'arrivent qu'aux autres mais maintenant nous sommes les autres.

Marc fait signe que oui et me colle dans le lit en déposant ses mains sur mon ventre. Nous nous sommes endormis tous les deux mais d'un sommeil très léger.

Le lendemain, à la suite de ma prise de sang, la clinique me téléphone. L'infirmière me rassure sur la faible dangerosité du Medroxy pour ma grossesse et me félicite en m'annonçant un taux de HCG à 1273. Je suis contente mais en même temps perplexe, je ne connais pas la date à laquelle j'ai ovulé, alors je ne sais pas si le résultat est assez élevé. Je lui demande alors une autre prise de sang et nous fixons la date pour l'échographie de viabilité. Durant la journée, l'inquiétude me gagne par plusieurs questions qui trottent dans ma tête. Et si c'est un œuf clair ? Et si le cœur ne bat pas à l'échographie ? Et si mon taux de HCG ne double pas ? Marc essaie de me rassurer en disant :

— La vie nous a envoyé un cadeau, c'est une petite fleur pour toutes les épreuves que nous avons traversées, je ne crois pas qu'elle nous sera enlevée. On l'a méritée et peu importe ce qui arrivera, on est fort ensemble.

Il m'apaise un peu avec ses mots mais mon inquiétude va demeurer jusqu'à temps que je sache si réellement le bébé est là et en santé.

Quatre jours plus tard, j'effectue une deuxième prise de sang pour voir si le taux de HCG a doublé et si ma grossesse est évolutive. Après deux jours d'attente interminable et angoissante, je reçois le résultat tant attendu. Mon taux de HCG est à 7 556. Elle m'assure que c'est un excellent résultat et que je peux me détendre. Marc part au travail heureux comme tout, mais moi, je ne suis que partiellement rassurée. J'attends l'échographie de viabilité de pied ferme pour crier victoire.

Je suis prise dans la circulation avec Augustin et Bryan à l'arrière de la voiture. Je dois aller les reconduire, l'un à l'école et l'autre chez mes beaux-parents, pour ensuite filer vers Montréal. Je jette un coup d'œil à mon sac de plastique bleu installé sur le siège passager et tend ma main vers lui pour le déposer sur mes genoux. J'ai la nausée, mais je finis par me retenir et tourne enfin à droite en direction de chez mes beaux-parents. J'y dépose Augustin et tous ses bagages pour la journée, puis me dépêche aussitôt à me diriger vers l'école. Puisque Bryan est à la maternelle, je dois l'accompagner à l'intérieur à son vestiaire, puis le confier à une surveillante. Je sors de l'école en vitesse après avoir donné des bisous à mon fils et cours en direction de ma voiture stationnée plus loin dans la rue. J'allume le contact et regarde l'heure en rouge, je suis un peu en retard. Cependant, j'arrive à l'heure à la clinique car la circulation était fluide et je n'ai fait aucun arrêt même si ma vessie se lamentait. Je me dirige vers la salle de bain et choisis la cabine de toilette habituelle. Je ne sais pas pourquoi je prends toujours la même, mais c'est devenu une habitude pour moi. Une fois soulagée, j'entre dans la clinique où la réceptionniste me dirige directement aux deux chaises d'attente en vue de l'échographie. Je remarque que les poils sur mes bras sont hérissés et mes jambes ont la chair de poule. Je suis frigorifiée, il fait froid dans la clinique contrairement à l'extérieur mais je ne suis pas certaine que ça en soit la cause. Je ne sais pas à quoi m'attendre. Peut-être que le bébé est là, mais que son cœur ne bat plus. Peut-être qu'il y en a deux. Peut-être qu'il est dans mes trompes. Peut-être que ma grossesse est plus avancée que je ne le crois. Peut-être que tout va être beau et que je me fais du souci pour rien. Mon cerveau bouillonne de questionnements jusqu'à ce qu'on m'appelle enfin pour rentrer dans la salle. L'infirmière me salue ainsi que le médecin. Je retire mes vêtements du bas et installe mes pieds dans les étriers. Mon enthousiasme est mélangé à de la peur. Je réponds brièvement aux questions du médecin puis elle insère la sonde à l'intérieur de ma cavité vaginale. Je vois sur l'écran une forme de poire penchée sur le côté. Je retiens ma respiration, le sac ovulaire est bien inséré dans mon ventre; cependant je ne vois pas de bébé à l'intérieur. Ma gorge se serre et mon esprit rationnel me dit que c'était trop beau pour être vrai. Le médecin ajuste son appareil et appuie sur la sonde. C'est alors que je vois une mini crevette accrochée au bout complètement de la poire. Je fixe l'écran avec attention puis elle met son curseur et agrandit l'image. C'est alors que j'aperçois clairement un petit point clignoter, c'est le cœur qui bat. Le médecin confirme à voix haute :

— C'est beau ! Félicitations !

Des larmes me coulent des yeux et je lui demande, la gorge remplie d'émotion :

— À combien de semaines d'aménorrhée suis-je ?

Elle m'annonce à mon grand étonnement que je suis rendue seulement à 6,2 semaines. Le « spotting » que j'avais eu auparavant était en fait mes règles. Mon corps avait été tout mélangé à cause des hormones pris durant la FIV, mais j'ai tout de même ovulé car il y a maintenant un bébé dans mon ventre, je n'en reviens toujours pas. Je quitte la clinique le cœur léger et retourne à ma voiture. Marc, de son travail, m'envoie un message sur mon téléphone. Il veut savoir comment s'est déroulée l'échographie. Je lui réponds seulement de me téléphoner. Je veux lui dire de vive voix. Après seulement une minute, mon téléphone sonne, c'est lui. Je distingue dans sa voix qu'il est inquiet et je le rassure tout de suite en lui annonçant la bonne nouvelle. Il est vraiment très heureux et lui aussi, perplexe par mes supposées règles. Je raccroche et retourne en direction de la maison. Après avoir récupéré Augustin et Bryan, j'arrive enfin chez moi. Je suis exténuée par la route et déballe les bagages d'Augustin. Mon âme rassurée par cette échographie, je téléphone pour débuter un suivi avec une sage-femme, puis je prends un rendez-vous pour une échographie de clarté nucale à l'hôpital près de chez moi. Je m'affaire alors au souper lorsque Marc arrive de son travail. Il me serre dans ses bras, puis embrasse mon ventre. Marc sort du réfrigérateur du mousseux sans alcool et nous célébrons tous ensemble la bonne nouvelle. En soirée, Marc annonce ma grossesse à ses frères et sa sœur. Il avait hâte de pouvoir leur dire. De mon côté, j'avais déjà annoncé la nouvelle à ma famille quatre jours plutôt lors d'un souper familial. Seulement trois jours plus tard, nous partons en amoureux célébrer notre premier anniversaire de mariage. Je ne pensais pas fêter cet anniversaire avec un bébé dans mon ventre et encore moins porter en moi un cadeau venu du ciel. Je ne réalise pas encore la chance que nous avons. C'est un dénouement inespéré à notre histoire qui me fait voir l'avenir d'un autre œil. Je suis confiante de mener à terme cette grossesse mais seul l'avenir nous le dira. Il nous reste peut-être des épreuves à vivre … ou pas.

Au final, j'admets que je suis chanceuse d'avoir réussi, même plus que chanceuse d'avoir pu traverser ces épreuves avec mon mari. Nous avons vaincu le trapèze au parc d'enfant, celui avec tous ses barreaux dans le vide, nous nous sommes rendus de l'autre côté sans tomber. Les couples qui n'ont pas de difficulté à concevoir traversent le trapèze à pied directement sur le sol, ils n'ont même pas besoin de s'étirer les bras pour arriver au bout, de l'autre côté, celui de la maternité. Les couples infertiles doivent s'étirer les bras, sauter sur la barre du haut, comme dans le vide, personne ne sait ce qui arrivera. Ensuite, il faut tenir bon, les bras fléchis pendant un temps indéterminé et souvent très long. C'est alors que vient la souffrance, la douleur, le désespoir. La longueur du trapèze diffère selon les personnes affligées, des barreaux peuvent se rajouter au fur et à mesure que nous avançons. Mais nous voyons le bout du trapèze, il est là, juste à notre portée, il suffit de donner tout son être, de continuer les efforts malgré la souffrance. Certains tomberont volontairement car le défi sera trop grand ou peu réalisable. D'autres glisseront du trapèze sans pouvoir le traverser malgré leurs efforts. Ces personnes suivront alors un autre chemin pour atteindre leur but ou passementer leur peine. Les chanceux ou devrais-je dire les combattants glorieux finiront par toucher au dernier barreau et enfin vivre cette grossesse tant désirée. C'est une pommade pour nos paumes de mains endolories par les barreaux du trapèze. Malheureusement, le parcours n'est pas terminé. Il reste à descendre l'échelle jusqu'en bas, celui de la rencontre avec son bébé et de la vie avec lui. Il existe toujours le risque de fausse couche ou de mort prématurée ou natale. Ce risque qui existe pour toutes les femmes enceintes, est encore plus inquiétant pour celles ayant traversé le trapèze à mains nues. Il faut garder la tête froide, penser positivement et se détendre. Ce n'est pas une chose facile, j'en conviens, mais nous sommes capables de beaucoup avec un peu d'amour pour calmer notre esprit. Puis voilà enfin le moment de la découverte de notre enfant, de ses traits, de la chaleur de sa peau et de son regard dans le nôtre. C'est à ce moment que nous oublions toute la douleur passée et que nous embrassons l'avenir. Alors après avoir franchi toutes ces étapes, je regarde mes beaux trésors et mon ventre rebondi avec amour et je réalise tout le chemin que nous avons traversé Marc et moi. C'est loin d'être banal et honteux comme parcours. Au contraire, il faut en parler et c'est la raison pour laquelle j'ai choisi volontairement de raconter mon histoire pour aider des couples infertiles ou des proches de ces personnes à comprendre cet univers. Vous n'êtes pas les seuls à vivre cette souffrance et je vous souhaite de tout cœur une belle histoire d'amour, mais aussi du bonheur peu importe l'issue de votre aventure.